DOC'S GUIDE DES PREMIERS SECOURS

Kathleen Handal, MD
Medecin Urgentiste

Traduit Par: Dr. N. Dufeu
Medecin Anesthésiste-Réanimateur

« Un ouvrage essentiel que chacun devrait lire et relire pour connaitre les bases fondamentales du secourisme. Le livre est concis, bien illustre' et accessible. Un retour sur investissement incalculable en cas de besoin »

Dr. Patrick Grindatto

«Nous avons récemment fait l'acquisition de cet ouvrage publié en français, en anglais et en espagnol afin d'offrir sur site à nos équipes-projet en international un manuel de premier secours rapidement consultable. Nous intervenons dans plus de 40 pays et le manuel du Dr. Handal intitulé" Doc's Gude des premiers secours" est compact, facile à parcourir et assez complet pour envisager d'affronter une multitude de situations quelque soit leur lieu de survenue. Nous croyons que ce guide des premiers secours sera pour notre personnel une vraie valeur ajoutée en leur permettant de faire face à une des situations de première urgence pouvant survenir au quotidien. Nous recommandons vivement cet ouvrage). »

Becca, *Abt Associés*

« Livre inestimablequi contribue valablement à l'amélioration de la santé et de la sécurité de la famille.Ce guide concis résume tous les travaux de ceux qui y ont participé permettant au lecteur de savoir quoi faire et quoi éviter de faire en cas de premiers soins d'urgence quand ces situations se présentent. »

Sari Fine Shepphird, Ph.D. Psychologist & Author

« Le mode d'emploi est sur cette jaquette, lisez-le avant d'en avoir besoin. Il vous permettra de prendre chez vous les bonnes décisions, et il pourra également vous servir dans le cas d'une demande d'assistance plus approfondie. »

Claire Merrick

« Contribution très adaptée et accessible qui offre des réponses en cas de premiers secours. »

Delores Rogers

« Renouvelez votre vieux livre de référence. »

Stephanie Herold

Avertissement: ce guide n'est en rien un manuel de médecine et ne doit pas être utilisé pour remplacer un médecin. Il s'agit d'un guide permettant d'attendre l'arrivée d'un médecin.

L'auteur ne garantit pas que l'intégralité des procédures et actes des premiers secours soient contenus dans cet ouvrage, y compris des circonstances anormales ou inhabituelles. Ce manuel n'a pas été conçu pour faire office ou remplacer une formation aux premiers secours réalisée par des moniteurs qualifiés ou une évaluation par un médecin. Le Docteur Handal recommande le principe d'une formation aux gestes de premiers secours pour tous.

Le contenu de ce guide de poche est une compilation de l'information générale concernant les gestes de premiers secours. Il reflète l'état actuel des connaissances et de la pratique aux gestes de premiers secours reconnus au moment où ce guide a été publié. Le lecteur est prié de se tenir informé des changements dans les procédures de soins d'urgence.

Le Docteur Handal édite des contenus dédiés aux premiers secours et à son matériel dans une variété de formats électroniques.

Visitez www.DocHandal.com pour plus d'information.

À PROPOS DE L'AUTEURE

Le Docteur Kathleen A. Handal est une "Doc" spécialisée dans les urgences, connue nationalement et internationalement. Elle est l'auteure du «Manuel des Premiers Secours de la Croix Rouge Américaine» à l'usage du grand public.

"Doc" pense que les médecins ont une responsabilité en termes d'enseignement et de partage d'un certain bon sens médical. Son site internet, www.dochandal.com, sert de base à ses nombreuses initiatives d'éducation du grand public. Elle est souvent invitée sur les ondes pour parler de santé et notamment au Today Show et CNN. Sa vidéo intitulée « Les urgencies médicales sur le lieu de travail » a remporté la médaille de bronze à l'International Cindy Competition et fut finaliste au Telly Award. Elle a également coécrit de nombreux ouvrages médicaux.

Dans la continuité de son action dédiée à l'éducation du grand public, elle a écrit, réalisé et produit la vidéo « Trauma Run » qui a été largement diffusée dans les écoles de son pays, les Etats-Unis. Cette vidéo, en langue anglaise et espagnole apprend aux enfants à gérer une urgence quand aucun adulte n'est présent aux alentours.

Dans son ouvrage intitulé « Le guide des services d'Urgence », elle explique comment fonctionne un service d'urgence de l'intérieur, de façon à ce que vous sachiez comment bénéficier des meilleurs soins. L'idée est d'avoir "Doc" Handal à vos côtés quand vous en avez le plus besoin.

REMERCIEMENTS

Un grand merci au Dr. Nicolas Dufeu, à Brian Coonce, Marine Gacem, Barbara O'Neill-Maguire, BSN, RN, Barbi Neary, RRT et à tous mes patients des urgences au fil des années pour leurs contributions nombreuses et variées, dont la patience et la confiance ne sont pas les moindres.

CONTENU

FAIRE LA DIFFÉRENCE

Les mesures que prend un sauveteur lors des premières minutes d'une urgence médicale sont essentielles. Elles peuvent faire la différence entre une invalidité temporaire ou permanente ou entre la vie et la mort. C'est la raison pour laquelle les connaissances des gestes de premiers secours et la formation sont si importantes. Ils vous préparent à intervenir calmement et efficacement face à une situation d'urgence médicale. Dans ce livre, vous trouverez des instructions faciles à suivre sur la façon de porter secours lors des urgences médicales les plus fréquentes. Vous apprendrez quoi faire et ne pas faire si vous êtes la première personne à arriver sur les lieux. Familiarisez - vous donc au contenu de ce manuel avant que l'incident ne se produise. Et gardez toujours à l'esprit que la lecture de ces informations ne saurait se substituer à un enseignement formalisé et à la pratique. Toutes les situations d'urgence possibles et imaginables ne sont pas présentées dans ce guide. Contactez la Croix-Rouge et la Protection civile pour avoir des renseignements sur leur programme de formation théorique et pratique aux gestes de premiers secours.

Avant de devenir un sauveteur, soyez conscient de vos capacités physiques et de votre capacité à contrôler vos émotions. Si vous ne vous sentez pas capable de prendre en mains une situation d'urgence médicale, vous pouvez toujours aider. Le fait que vous sachiez comment obtenir de l'aide et comment communiquer efficacement fera la différence.

Il est également important de faire preuve de compassion et de compréhension vis-à-vis de la situation de la victime. Votre mission consiste à rester calme et à rassurer la victime, sans faire de fausses promesses. Rappelez vous de toujours fournir à la victime le plus d'intimité possible, y compris en demandant aux observateurs de se comporter comme un écran en tournant le dos à la situation. Encore une fois, vous projetez dans l'avenir, sur le rôle que vous serez peut être amené à jouer, fera la différence en assurant l'efficacité de votre aide.

LISEZ CE LIVRE AVANT D'EN AVOIR BESOIN !

Dans ce livre, vous comprendrez comment:

- Evaluer la situation

- Fixer les priorités

- Vérifier et maintenir la circulation et la respiration en effectuant dans l'ordre et si nécessaire : compressions thoraciques (C), perméabilité des voies aériennes (A) et ventilation (V) (CAV) et les mettre en oeuvre dans le cadre d'une Réanimation Cardio Pulmonaire (RCP) et utiliser si nécessaire un défibrillateur cardiaque automatisé externe (DAE)

- Administrer les premiers soins en fonction du type d'urgence

- Créer une fiche informative d'appel d'urgence

- Constituer une trousse de premiers secours, en utilisant la liste de contrôle de première urgence du Docteur Handal.

NOTE: **Les mots en gras dans ce livre peut être renvoyé à la Table Contenu.**

Prodiguer les premiers secours est une affaire sérieuse.
Consacrez le temps qu'il faut à apprendre comment agir. Chaque fois que vous le ferez, cela sera toujours du temps utilement dépensé. Assurez-vous d'avoir une trousse de premiers soins à la maison, dans votre voiture et au travail. Familiarisez-vous avec son contenu. Remplacez et mettez en place les fournitures selon les besoins. Vous devez être prêt à agir rapidement et correctement en cas d'urgence médicale.

1. EVALUER LA SITUATION

Avant de tenter un sauvetage, la première chose que vous devez faire dans une situation d'urgence médicale doit être de regarder autour de vous et vous demander "Est-ce que les lieux sont sans danger pour moi?" Trop souvent des sauveteurs bien intentionnés deviennent euxmêmes des victimes quand ils mettent en jeu leur propre sécurité pour aider les autres. Ne pensez pas que de vous précipiter fera de vous un héros. Si la zone n'est pas sûre, allez chercher de l'aide ou revêtez un équipement de protection individuelle (EPI) qui vous permettra d'intervenir en toute sécurité.

Gardez à l'esprit que le sang et certains liquides organiques peuvent contenir des matières infectieuses, il faut donc TOUJOURS prendre des précautions universelles, comme porter des gants ou un masque en cas de RCP, pour vous protéger de tout contact. Ces dispositifs doivent faire partie de votre trousse de premiers secours.

2. FIXER LES PRIORITES

Une fois que vous avez déterminé qu'il est sûr pour vous d'entrer dans la zone, approchez vous de la victime. Ce faisant, cherchez des signes de vie. Déterminez si la victime respire. Tapez sur l'épaule de la victime et demandez, "Etes vous OK ?". « OK » est international.

Si vous suspectez une lésion au niveau de la colonne vertébrale ou du cou, ne déplacez pas la victim sauf s'il y a une menace d'incendie, d'explosion ou s'il existe un autre danger menaçant. Si une victime est face cachée contre terre, tournez le visage de la victime vers le haut. Si une lésion à la colonne vertébrale est soupçonnée, utilisez la «Log-Roll Technique» pour retourner la victime.

- **Si la victime ne répond pas appeler LES SECOURS MEDICAUX et si elle ne respire pas, envoyez quelqu'un chercher un DAE et débuter la RCP.**
- **Si la victime répond, présentez-vous comme étant prêt à aider. Découvrez ce qui ne va pas et prenez les mesures pour aider la victime. Il faut toujours traiter les traumatismes les plus graves en premier. Il est important de rester calme et de rassurer la victime pendant que vous effectuez les gestes des premiers secours.**

APPELER POUR UNE AIDE MEDICALE

Appeler pour de l'aide doit être une autre de vos préoccupations. Dans la plupart des cas, la victime aura besoin d'un certain type d'aide médicale d'urgence, que ce soit de la part du SAMU, de l'infirmier(e) du travail, ou d'un médecin à l'hôpital. Si vous n'êtes pas seul(e), dite à quelqu'un d'autre d'aller chercher les secours médicaux pendant que vous vous occupez de la victime. En cas d'urgence, il est important de se rappeler que chaque minute compte. Quand vous êtes seul(e), dans certaines circonstances, l'aide à la victime est votre priorité. Toutefois, il est généralement préférable avant d'intervenir d'appeler le 15 (SAMU) ou le 112 sur n'importe quel téléphone portable en Europe. Cependant, il est habituellement recommandé d'appeler les service d'urgence (EMS aux USA) avant d'intervenir, tout spécialement si vous êtes témoin d'un malaise grave ou si vous êtes face à un patient qui ne réponds pas aux questions dans beaucoup d'autres pays, y compris le Royaume Uni, Hong Kong et Singapore. En Australie, le numéro composé est le 000 ou le 112 en utilisant un téléphone portable GSM ou le 106 relayé vers un service textuel. Toutes les régions aux USA ne disposent pas d'un service textuel via le 911.Vérifier les évolutions dans votre zone.

Lorsque vous appelez le 15/SAMU, rappelez-vous qu'il y a certaines choses qu'un régulateur doit savoir afin de vous envoyer rapidement de l'aide :

- L'adresse et le lieu de l'urgence (y compris les rues transversales et des indications spécifiques en termes de direction pour se rendre à l'emplacement exact de l'urgence)

- Votre nom, votre numéro de téléphone et celui d'un téléphone à proximité

- Une description de ce qui s'est passé et combien de personnes ont besoin d'aide. C'est aussi une bonne idée de vérifier si la victime porte des objets (bijoux) porteurs d'informations médicales pour en faire part au régulateur.

- Restez au téléphone jusqu'à ce que le régulateur vous dise de raccrocher. Restez calme et écoutez attentivement. Le régulateur peut vous donner de précieuses instructions en termes de gestes de premiers secours en attendant l'arrivée des secours.

Quand chaque seconde compte, avoir une **Fiche d'Appel d'Urgence** est un grand gain de temps. Prenez le temps maintenant d'y remplir les numéros d'urgence. Faites en une copie et affichez-la à côté du téléphone à votre travail et à votre domicile. Avoir cette information à disposition immédiate vous aidera à obtenir en urgence une aide médicale.

En outre, assurez-vous qu'au répertoire de votre téléphone portable figure l'intitulé «En cas d'urgence». Celle-ci correspond à la personne que vous souhaitez voir appelée si vous êtes malade ou blessé. Le personnel d'urgence est formé à la recherche de cet intitulé quand ils ont besoin de recueillir des informations sur une victime.

Toute personne impliquée dans la prise en charge d'une personne malade ou blessée peut être susceptible de contracter une maladie infectieuse, comme l'hépatite, la tuberculose, un syndrome d'immunodéficience acquise (SIDA), ou la méningite. Pouvoir identifier une personne susceptible d'être porteuse d'une maladie transmissible peut s'avérer difficile, voire impossible; par conséquent, les sauveteurs doivent partir du principe que tout le monde est à risque. Prenez toujours des mesures conservatoires pour éviter de vous retrouver en contact avec les liquids organiques d'une autre personne (sang, urine, expectorations, sécrétions). Des mesures de protection doivent également être prises pendant le nettoyage et l'élimination des matériaux utilisés pour soigner la victime.

Pour éviter le risque d'infection, suivez les conseils ci-dessous:

- Toujours couvrir vos zones de peau découverte
- Porter une tenue adaptée, tels que : gants, masque, feuille de protection en cas de bouche à bouche et des lunettes
- Si possible, placez une barrière entre vous et les fluides corporels d'une autre personne
- Réduire au minimum les éclaboussures de liquides organiques
- Se laver les mains et toute zone de votre corps exposée, avec de l'eau et du savon immédiatement après avoir effectué les soins, même si vous portiez des gants
- Manipulez des objets tranchants ou pointus avec précaution
- Portez un masque s'il y a un risque d'exposition à des maladies aéroportées
- Jetez le matériel de protection contaminé dans une boite destinée à cet effet

Contactez immédiatement votre médecin généraliste si vous pensez avoir été en contact avec une victime potentiellement contaminée.

3. RCP

Si quelqu'un ne répond pas apparait sans vie, ne bouge pas et ne répond pas quand vous lui criez à l'oreille ou quand vous lui secouez l'épaule et ne respire pas, vous devez débuter la RCP (Réanimation Cardio Pulmonaire) immédiatement. Haleter n'est pas respirer ! Dire que le patient ne réponds pas, veux dire que le patient apparaît sans vie, ne bouge pas ou ne réponds pas quand on lui tape sur l'épaule. Criez pour qu'on appelle le SAMU et obtenez un Défibrillateur Automatisé Externe (DAE). Un DAE appliqué rapidement peut faire repartir le coeur. Ne vous inquiétez pas, le DAE est convivial et son mode d'emploi est inclus dans ce manuel.

- Comprenez que quand le coeur d'une victime s'est arrêté de pomper le sang (arrêt cardiaque), des dégâts irrémédiables au cerveau peuvent survenir en 6 minutes. Vous devez donc agir vite.

- Un arrêt cardiaque peut survenir à n'importe que âge et avoir de multiples causes, comme une crise cardiaque, un accident cérébral, un étouffement, une réaction allergique, une noyade, ou une électrocution.

Les recommandations sur ce qu'un sauveteur doit faire quand des manoeuvres de RCP s'avèrent nécessaires, dépend de son niveau d'entrainement. Si vous êtes inexpérimenté, n'avez pas été formé(e) aux manoeuvres de RCP, vous demandent de commencer immédiatement des compressions thoraciques et de suivre les instructions- s'il y a lieu- du régulateur du SAMU. Si vous avez été formé(e) aux manoeuvres de RCP et capable de les exécuter, vous devez débuter par des compressions thoraciques puis compléter par une ventilation artificielle, suivant les recommandations courantes de la RCP. Des travaux de recherche ont montré que quand les compressions thoraciques étaient débutées immédiatement après un arrêt
cardiaque (la victime ne répondant pas et ne respirant pas) les chances de survie de cette dernière étaient améliorées.

Je vais expliquer comment réaliser une manoeuvre de RCP chez un adulte, uniquement à **l'aide de compressions thoraciques** pour celles et ceux qui n'ont jamais été formés aux manoeuvres de RCP. Et ensuite, sachant que j'ai toujours recommandé aux gens de suivre une formation agree aux manoeuvres de RCP, je vais revoir avec vous l'essentiel de ce qui est enseigné dans les cours de RCP pour ceux qui les ont suivis.

Si vous n'avez jamais suivi de cours de RCP, vous devriez malgré tout lire le section concernant ce qui est enseigné dans les **formations dédiées à la RCP**. Cette information vous devenant familière, elle vous sera utile si un régulateur du SAMU était amené à vous guider dans ces manoeuvres qui peuvent sauver une vie.

NOTE : Des professionnels de santé tels que des infirmières ou des paramédicaux, apprennent des consignes plus élaborées que ce qui est décrit dans ce livre.

RCP AVEC COMPRESSIONS THORACIQUES UNIQUEMENT

- Soyez sûr(e) d'être en sécurité.

- Tapez et criez « êtes-vous OK » pour vérifier si la victime répond ou non et si elle respire ou non- Attention haleter n'est pas respirer.

- Si la victime ne répond pas, faites en sorte que le SAMU soit appelé et qu'un DAE soit apporté pendant que vous débuter les compressions thoraciques.

- Positionnez la victime à plat sur une surface dure avec la tête au même niveau que le coeur. Dégagez le thorax de tout vêtement.

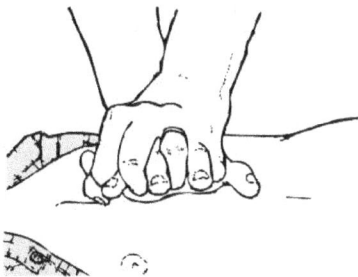

- Mettez vous à genoux face à la poitrine de la victime. En utilisant votre main la plus proche des jambes de la victime, localisez le centre de la poitrine, en plaçant le talon de cette main entre les mamelons de la victime et sur la la moitié inférieure du sternum.

- Placez le talon de l'autre main au dessus de la main placée au milieu de la poitrine. Les épaules en arrière, raidissez les bras, penchez vous directement au dessus de la personne et verrouillez vos coudes.

- Exercez une pression par l'intermédiaire de vos deux bras directement vers le bas pour pousser le sternum vers la colonne vertébrale, au moins 5 cm. Poussez fort et rapidement à un rythme de 100-120 compressions par minute (100-120 /minute). Faites en sorte de relâcher la pression entre chaque compression. C'est dur et fatigant. N'interrompez pas les compressions à moins que cela soit absolument nécessaire.

- Ne faites pas de pauses entre les compressions. Les compressions doivent être sans-à-coups, régulières et ininterrompues. Compressions et relâchements doivent être égaux en temps.

- Il est possible que le régulateur du SAMU vous demande de pratiquer une ventilation artificielle.
  - o Si vous ne disposez pas de feuille de protection pour le bouche à bouche et que vous avez des réserves quant à pratiquer la ventilation artificielle ou si vous considérez la victime comme étant à haut risque de transmission de maladies, dites-le. La priorité est à votre propre sécurité.

NOTE: La RCP chez le nourrisson et les enfants est plus efficace quand les compressions thoraciques sont associées à une ventilation artificielle. Ceci est mieux acquis dans des formations dédiées à la RCP.

N'oubliez pas, un fonctionnement correct du coeur et des poumons est indispensable à la vie. L'évaluation du degré de réponse, qui inclut le fait de déterminer si la victime respire ou non et si le coeur pompe, prend le dessus sur toutes autres maladies ou traumatismes. Tout simplement, parce que si vous ne respirez pas et que votre coeur ne bat pas, stabiliser une fracture n'a pas beaucoup de sens.

Un sauveteur formé - c'est-à-dire quelqu'un qui a suivi une formation dédiée à la RCP - devra, au minimum, effectuer des compressions thoraciques. Une ventilation artificielle pourra être rajoutée à un rythme de 2 ventilations pour 30 compressions. Ainsi, si vous vous trouvez face à quelqu'un qui ne réponds pas, débutez immédiatement des compressions thoraciques et effectuer une ventilation artificielle, telle qu'on vous l'a apprise.

Il est correct de penser **C**ompressions thoraciques, **A**irway (voie aériennes) et **V**entilation (C-A-V) au lieu de **A**irway, Ventilation (**B**reathing en anglais) et **C**ompressions thoraciques (A-B-C) quand on est confronté à une victime ne répondant pas. Cependant, si vous êtes face à une personne qui est en train de convulser, par exemple, prendre en charge ses voies aériennes et sa ventilation est plus urgent. Utilisez votre bon sens et fixer votre ordre de priorité lors de votre évaluation de l'état d la victime.

Rappelez-vous, les manoeuvres de RCP impliquent la pratique de compressions thoraciques et de la ventilation artificielle. Pendant la RCP, le sauveteur formé essaie de faire en sorte d'assurer à la victime - dont les poumons et le coeur ont cessés de fonctionner - un débit stable en oxygène et en sang. Ces manoeuvres sont réalisées au mieux par une personne entrainée. Souvenez-vous:

    C - Compressions thoraciques
    A - Airway
    V- Ventilation

Voici les bases pour un seul sauveteur et pour une victime adulte.

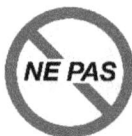

- Ne mobilisez pas la victime si vous suspectez un traumatisme du dos ou du cou, sauf pour restaurer la ventilation et la circulation. Et dans ce cas là, utilisez seulement le technique du « Log-Roll » afin de déplacer la personne « d'un seul bloc ».

- Ne basculez pas la tête en arrière d'une victime pour libérez les voies aériennes en cas de suspicion d'un traumatisme du cou ou de la colonne vertébrale.

- N'appuyez pas sur les parties molles du menton ou du cou d'une victime pendant la manoeuvre de ventilation artificielle.

C- COMPRESSIONS THORACIQUES

Pour effectuer des compressions thoraciques chez un adulte:

- Positionnez la victime à plat sur une surface dure avec la tête au même niveau que le coeur. Dégager le thorax de tout vêtement.

- Mettez vous à genoux face à la poitrine de la victime. En utilisant votre main la plus proche des jambes de la victime, localisez le centre de la poitrine, en plaçant le talon de cette main sur moitié infèrieure de son sternum, entre les mamelons de la victime. Puis placez le talon de votre autre main au dessus de la précédente. En maintenant vos épaules en arrière, raidissez les bras, penchez vous directement au dessus de la personne et verrouillez vos coudes.

- Exercez une pression par l'intermédiaire de vos deux bras directement vers le bas pour pousser le sternum vers la colonne vertébrale, au moins 5 cm. Poussez fort et rapidement à un rythme de 100-120 compressions par minute (100-120 /minute).

- Relâchez la pression entre chaque compression, mais ne laissez pas vos mains se détacher de la poitrine de la victime. Ne faites pas de pauses entre les compressions. N'interrompez pas les compressions, à moins que cela soit absolument nécessaire. Les compressions doivent être sans àcoups, régulières et ininterrompues. Compressions et relâchements doivent être égaux en temps.

- Après 30 compressions, ventilez artificiellement la victime à deux reprises. La durée de chaque ventilation par l'intermédiaire du bouche à bouche est d'1 seconde.

NOTE: Les professionnels de santé sont formés à la recherche d'un pouls. Je pense que c'est important pour vous de comprendre comment cela est fait.

LA VÉRIFICATION DU POULS

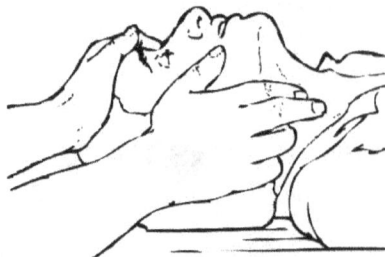

- Avec vos doigts (pas le pouce), recherchez doucement l'artère carotide au niveau du cou de la victime pour trouver un pouls, mais pendant pas plus de 10 secondes. Pour trouver l'artère carotide, mettez deux doigts sur la pomme d'Adam de la victime [larynx], glissez vos doigts sur le côté et dirigez - les dans le sillon entre la trachée et le muscle sur le côté du cou. C'est là que se situe l'artère carotide. Doucement, recherchez un pouls.

SI UN POULS EST PRESENT MAIS QUE LA RESPIRATION EST ABSENTE – Pratiquez la **Ventilation artificielle** à un rythme d'une insufflation toutes les 5 à 6 secondes (10-12/min) jusqu'à ce que la victime respire à nouveau ou que les secours arrivent.

RAPPELEZ-VOUS : SI AUCUN POULS N'EST PRESENT – et que les secours ont été appelés, continuez les **Compressions Thoraciques** jusqu'à ce que qu'un **DAE** arrive.

A- LIBERATION DES VOIES AERIENNES

Parfois une obstruction des voies aériennes a entraîné un arrêt respiratoire. Voici comment ouvrir les voies aériennes d'une victime, les libérer d'une obstruction et se préparer à une ventilation artificielle:

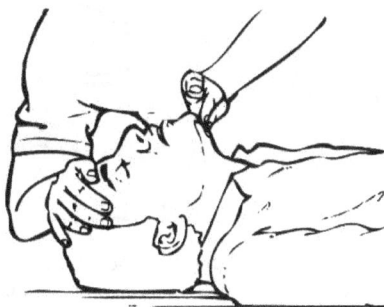

- La cause la plus fréquente d'obstruction des voies aériennes est la langue. Pour maintenir les voies aériennes libres, effectuez la manœuvre «tête inclinée en arrière/menton surélevé». Placez une main sur le front de la victime et mettez les doigts de votre autre main sous la partie osseuse du menton. Appuyez sur le front et soulevez le menton vers le haut de façon à ce que la bouche soit légèrement ouverte. Si vous suspectez un traumatisme de la colonne vertébrale, n'appuyez pas sur le front et n'inclinez pas la tête en arrière; réalisez seulement une ascension du menton. La victime peut se mettre à respirer après que ses voies aériennes aient été libérées. Si la victime respire, et qu'aucune lésion de la colonne vertébrale n'est suspectée, placez la victime en **Position Latérale de Sécurité.**

- Si la cause de l'obstruction des voies aériennes est visible et que la personne est inconsciente, retirer l'objet avec votre index (des gants devraient être portés).

- Ne placez jamais vos doigts dans la bouche d'une personne consciente ou semi consciente. Si la victime est consciente, pratiquez les premiers secours pour un cas **d'Etouffement**).

Si les voies aériennes sont libérées et que la victime ne respire pas, pratiquez la **Ventilation Artificielle.**

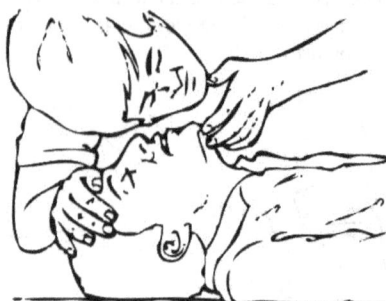

Placez votre oreille au dessus de la bouche et du nez de la victime. Écoutez et sentez s'il y a un passage d'air. Haleter n'est pas respirer. Si la victime ne respire pas, commencez la **Ventilation Artificielle**. Utilisez une feuille de protection pour la RCP s'il y en a une de disponible. Si vous avez la moindre réserve quant à pratiquer la ventilation artificielle ou si vous considérez la victime comme étant à haut risque de transmission de maladies, effectuez des **Compressions thoraciques uniquement.**

VENTILATION ARTIFICIELLE

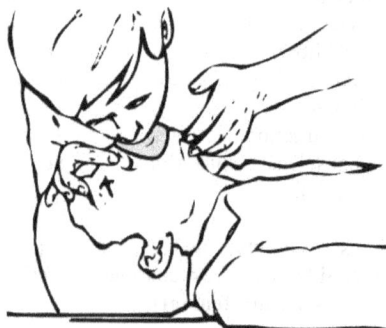

- Pincez le nez de la victime pour fermer les narines, en gardant les voies aériennes ouvertes par la manoeuvre «tête inclinée en arrière/menton surélevé en posant la main sur le front.

- Prenez une grande inspiration et scellez vos lèvres autour de l'extérieur de la bouche de la victime - de préférence en utilisant une feuille de protection comme la RCP - créant ainsi un contact hermétique.

- Donnez à la victime 2 insufflations complètes (d'une seconde chacune), en enlevant vos lèvres de la bouche de la victime entre chaque insufflation pour prendre une nouvelle inspiration.

- Vérifiez que la poitrine monte bien et descende bien à chaque insufflation que vous donnez. L'ascension de la poitrine à chacune de vos expirations indique l'efficacité de vos insufflations.

- Pratiquer 5 séries d'un cycle de 30 compressions thoraciques pour de 2 insufflations en l'espace de 2 minutes.

- Continuez les manoeuvres de RCP jusqu'à ce qu'un **DAE** soit utilisé, ou que la personne commence à bouger, ou que les secours soient présents ou que ne puissiez plus continuer.

DÉFIBRILLATEUR AUTOMATISÉ EXTERNE (DAE)

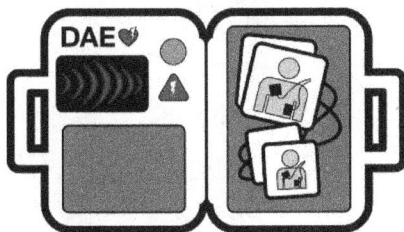

La RCP seule n'est pas toujours suffisante pour faire repartir un coeur. Le DAE sauve des vies s'il est utilisé tout de suite pour certains types d'arrêt cardiaque. Souvent, vous entendrez parler du «CAVD», le «D» se référant à la défibrillation. Ce dispositif médical informatisé analyse le coeur et délivre un choc électrique en cas de besoin à travers des électrodes qui lui sont connectées. Le DAE et vous même suivez des instructions sonores et visuelles. Les instructions sont claires et données étape par étape.

Il se peut que le régulateur du 15/SAMU vous dise où se trouve l'appareil le plus proche et vous demande de le faire chercher Les DAE sont courants dans les lieux publics et sont transportés sur les lieux par des intervenants formés. La survie d'une victime dépend du temps mis à débuter la RCP et la défibrillation. Des applications Smartphone indiquent dans certaines localités le défibrillateur le plus proche ainsi que la personne entrainée prête à répondre. Ainsi, en attendant que le DAE arrive, des compressions thoraciques devront être réalisées en appuyant fort et rapidement au la poitrine.

Intéressant à savoir :
- La défibrillation ne peut faire repartir un coeur arrêté que dans certaines conditions.

- Les électrodes adhésives pour les enfants, âgés de 1 à 8 ans, sont clairement identifiées.

- Si la victime a beaucoup de poils sur sa poitrine, vous pouvez les enlever en appliquant une électrode au bon endroit, en appuyant fermement, puis en retirant l'électrode avec les poils attachés avant d'appliquer une autre électrode.

- Les muscles de la poitrine peuvent être pris de secousses lors de la délivrance du choc.

Ce que fait un DAE :

- Il reconnaît l'arrêt cardiaque qui nécessite un choc électrique
- Il avertit quand un choc est nécessaire
- Il délivre un choc électrique si nécessaire
- Il vous avertit quand vous tenir à distance de la victime pour votre sécurité

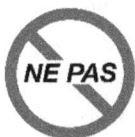

NE PAS

- N'utilisez pas le DAE si la victime est couchée dans de l'eau.
- N'utilisez pas le DAE si la poitrine est couverte de sueur ou d'eau.
- Ne mettez pas une électrode du DAE sur un patch médicamenteux, retirez le patch avec un gant et essuyer la zone de contact avant d'y appliquer le dispositif.
- Ne placez pas une électrode du DAE au dessus d'un pacemaker (bosse dure sous la peau du thorax).
- Ne touchez pas la victime lorsque le DAE vous dit de «vous tenir à distance» avant ou lors de la délivrance du choc.
- N'utilisez pas le DAE sur des nourrissons de moins de 12 mois.
- N'utilisez pas des électrodes pour adulte sur des enfants de moins de 8 ans.

QUE FAIRE

- S'il n'y a pas de pouls, appliquez rapidement le DAE. Des indications visuelles montrent où placer les deux électrodes autocollantes sur la poitrine de la victime. Suivez les instructions vocales. Vous serez averti(e) de «vous tenir à distance» pendant que la machine analyse si oui ou non un choc est nécessaire.
- Si la délivrance d'un choc est nécessaire, vous serez invité(e) à nouveau à «vous tenir à distance». Si d'autres personnes sont sur les lieux, assurez-vous que personne ne touche la victime. L'appareil vous indiquera quand il délivre un choc. Certains appareils vous demandent d'appuyer sur le bouton pour délivrer le choc, d'autres délivrent le choc automatiquement.
- Il se peut que le DAE vous demande également de débuter la RCP. Si un choc ne va pas aider la victime vous devez débuter la RCP.
- Après 5 séries (dans les 2 minutes) de 30 compressions pour 2 insufflations, appliquez à nouveau le DAE.

4. PREMIERS SECOURS

Prendre une décision sur la nécessité ou non de faire appel à une aide médicale en urgence est habituellement une des premières choses que vous faites quand vous vous trouvez face à une urgence médicale. Évidemment, certains traumatismes mineurs ne vont pas justifier d'un appel au 15/SAMU ou même exiger une admission dans un établissement de santé. Les soins pourront être donnés sur place et suffire à eux-mêmes, sauf en cas de survenue d'une complication. Voici quelques conseils supplémentaires à ne pas oublier concernant les premiers secours:

- Une victime peut être transportée en toute sécurité à l'hôpital par un collègue ou un ami. Toutefois, lorsque vous n'êtes pas sûr de ce qu'il faut faire, ou si vous pensez qu'une assistance en urgence est nécessaire, n'hésitez pas à appeler à l'aide.

- Donner les premiers soins ne devrait jamais retarder l'appel au 15/SAMU ou l'obtention si nécessaire de soins médicaux.

- Bien surveiller la victime et pratiquer la RCP si nécessaire-au niveau où vous avez été formé - doit toujours être présent à votre esprit lorsque vous prodiguer les premiers soins.

- Une trousse de premiers secours correctement équipée est souvent la clé pour prodiguer l'aide appropriée. Assurez-vous que votre trousse contienne bien les éléments énumérés dans la Liste de contrôle de **la trousse de premiers secours.**

Rappelez-vous, N'aggravez pas les choses. Si vous n'êtes pas sûr de vous ou si votre intervention provoque une douleur à un moment donné, «arrêtez».

QUE FAIRE
- Assurez-vous que les lieux ne présentent pas de danger avant de vous approcher.
- Présentez-vous et demandez la permission d'aider.
- Déterminez quel est le problème et quel type d'aide est nécessaire.
- Appelez le 15/SAMU si quelqu'un est sérieusement malade, blessé ou si vous n'êtes pas sûr de ce qu'il faut faire.

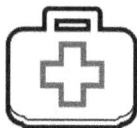

Pour chaque situation de premiers secours citée dans ce manuel, il y a une description du problème, une liste de signes et de symptômes, et des instructions sur ce qu'il faut faire et ne pas faire dans chaque situation. Que faire peut exiger une Trousse de Premiers Secours, assure vous de l'emmener avec vous.

De nombreux agents, incluant les aliments, le venin, les médicaments, les produits chimiques et d'autres substances, peuvent provoquer des réactions variables en sévérité : de légères à sévères à potentiellement mortelles. La réaction peut apparaître quelques minutes après le contact ou se manifester des heures plus tard. Les réactions les plus graves se développent généralement dans les minutes qui suivent l'exposition de la victime à l'allergène. Beaucoup de patients qui se savent sujets à de graves allergies, transportent avec eux un médicament en auto-injection qu'on leur a prescrit, ou un stylo d'adrénaline, habituellemnt avec 2 doses, pour pouvoir lutter contre la réaction allergique.

SIGNES et SYMPTÔMES:
Réaction légère
- Démangeaisons, éruption d'une rougeur cutanée surélevée, urticaire
- Démangeaisons autour des yeux
- OEdème au niveau de la trace d'une morsure/piqûre
- Nez «pris», éternuements

Réaction sévère
- OEdème de la gorge, du visage et des yeux
- Difficulté à respirer
- Etat de Choc
- Perte de connaissance

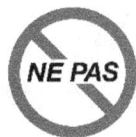

NE PAS
- N'attrapez pas d'animaux qui peuvent mordre ou piquer.
- Ne frottez ni ne pressez la zone irritée.
- N'appliquez pas de garrot.
- N'essayez pas d'extraire un dard en pressant la peau.
- Ne tourmentez ni ne taquinez un animal quel qu'il soit.
- Ne surélevez pas la partie du corps qui a été mordue ou piquée.
- N'empêchez pas une personne d'utiliser ses médicaments.
- Ne donnez jamais à la victime par la bouche autre chose que son éventuel médicament anti allergique.
- Ne faites pas vomir la victime après l'ingestion d'aliments auxquels elle est allergique.

QUE FAIRE
- Si la réaction est sévère, consultez un médecin immédiatement.
- Identifier l'allergène.
- Aider la victime à s'auto-administrer sa médication anti allergique.
- Surveiller le niveau de réponse de la victime et sa capacité à respirer.
- Surveiller et traiter un Etat de **Choc** s'il est présent.

LE STYLO D'ADRÉNALINE

Voici comment un stylo d'Adrénaline doit être utilisé:

- Enlever le bouchon de sécurité, ne touchez pas les extrémités.
- Tenir le stylo dans le poing à 90 °, à mi hauteur et à l'extérieur de la cuisse de la victime.
- Même à travers les vêtements, visez et piquez fermement la pointe du stylo dans la cuisse de la victime.
- Maintenez fermement le stylo en place pendant 10 secondes, une petite quantité du medicament restera dans le stylo.
- Enlevez et frotter l'endroit de la ponction pendant 10 secondes.
- Si la situation ne s'amèliore pas et si aucune aide médicale n'est attendue dans les 5-10 minutes, l'injection d'une deuxième dose peut être envisagée)
- Notez l'heure de l'injection prise, restez avec la victime jusqu'à l'arrivée des secours médicaux.
- Jetez le stylo de l'auto-injecteur dans de bonnes conditions d'hygiène.

Les réactions allergiques sont également décrites dans le section **Morsures/Piqûres**

AMPUTATION

Quand une partie du corps est amputée partiellement ou totalement, une intervention rapide est nécessaire pour contribuer à assurer les meilleures suites possibles en termes de reconstruction. Une réimplatation peut être réalisée jusqu'à la 24 ème heure de l'amputation; cependant une reimplantation effectuée dans les 4 à 6 heures aura le plus de chance de success.

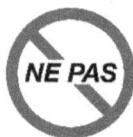

- Ne décidez pas que la partie amputée est trop petite ou trop endommagée pour être réimplantée.
- Ne jetez aucune partie du corps, si petite soit elle.
- Ne détachez pas la partie amputée de la victime.
- Ne placez pas la partie amputée directement sur la glace ou dans l'eau.
- N'utilisez pas de la neige carbonique pour préserver la partie amputée.

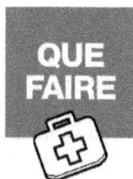

- Surveillez le niveau de réponse de la victime et sa capacité à respirer.
- Donnez les premiers soins pour faire face à un **Saignement**.
- Surveillez et à traitez un **Etat de Choc** s'il est présent.
- **Les soins à donner à la partie du corps amputée sont les suivants :**
  - Nettoyez la partie amputée, si nécessaire, à l'eau stérile ou propre, puis la couvrir et l'envelopper dans

un pansement stérile.
- o Placer dans un sac en plastique puis fermer ce dernier le plus hermétiquement possible
- o Placez ce sac dans un autre récipient contenant de glace ou l'eau et la glace. Etiquettez le récipient avec le nom de la victime.
- Gardez la partie amputée avec la victime à tout moment.

BRULURES

Les brûlures peuvent être douloureuses ou indolores. La sévérité d'une brûlure peut ne se reveler qu'au bout de 24 heures, et une infection peut survenir si elle est mal prise en charge. Il y a 3 niveaux de brûlures, allant de superficiel à profond et il existe trois sources de brûlures :

1. Les brûlures de chaleur causées par une flamme ou une source de chaleur.
2. Les brûlures chimiques causées par des produits chimiques irritants.
3. Les brûlures électriques causées par un courant électrique.

Voilà ce que vous devez savoir :
- Toute brûlure dont la superficie excède un pour cent de la surface du corps – approximativement la taille de la main de la victime nécessite une attention médicale.
- Les brûlures des doigts, des orteils, des parties génitales et des yeux nécessitent toujours des soins médicaux.
- Les brûlures touchant le visage, les voies respiratoires, et le cou sont considérées comme pouvant engager le pronostic vital et nécessitent des soins médicaux immédiats.
- Toutes brûlures du troisième degré qu'elles qu'en soit la surface nécessitent une prise en charge médicale rapide.
- Toute personne ayant inhalé de la fumée, des émanations ou des flammes (**Inhalation de fumée**) est également en danger et nécessite une prise en charge médicale rapide.
- Se souvenir que la chaleur peut provoquer un oedème des voies respiratoires et par la meme entraîner des **Difficultés respiratoires**. Si vous soupçonnez une brûlure des voies aériennes, appelez immédiatement un médecin tout en surveillant le niveau de réponse de la victime et sa capacité à respirer.

Brûlure du premier degré

SIGNES et SYMPTÔMES:
- Rougeur de la peau
- Douleur
- OEdème modéré

QUE FAIRE
- Si possible, maintenir la zone brûlée sous une eau courante et froide (mais non glacée) pendant au moins 10 minutes.
- Continuez tant que la douleur persiste.
- Laissez à découvert. Protégez du soleil, de la saleté et du frottement.
- Réexaminez dans les 24 heures et rechercher des signes de brûlure au second degré.
- Des soins médicaux pourront être nécessaires, en fonction de la localisation de la brûlure.

Brûlure du deuxième degré

SIGNES et SYMPTÔMES:
- Rougeur de la peau en profondeur
- Cloques
- Douleur

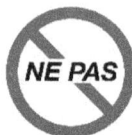

NE PAS
- Ne percez pas les cloques.
- Ne mettez pas de la glace directement sur la brûlure.
- Ne refroidissez pas la victime.

QUE FAIRE
- Consultez immédiatement un médecin si la superficie brûlée est supérieure à un pour cent de la surface du corps ou si elle située au niveau d'une articulation, de l'aine, ou du visage. Si la brûlure concerne une petite zone, plongez la dans de l'eau fraîche et propre (de préférence de l'eau stérile). Ou appliquez des compresses froides. Continuer pendant 15 minutes.
- Séchez avec un chiffon propre et couvrez avec un pansement stérile non adhésif, protégeant les cloques intactes (une pellicule plastique pour aliments ou un sac en plastique peuvent également être utilisés, à condition qu'ils soient propres).
- Surélevez la partie brûlée.
- Obtenez une prise en charge médicale.

Brûlure au troisième degré

SIGNES et SYMPTÔMES:

- Atteinte de toutes les couches de peau, y compris les nerfs
- Absence de douleur (parce que les nerfs ont été endommagés)
- Peau blanche ou noire, sèche et cartonnée
- Possible carbonisation des bords de la peau
- Zone souvent entourée de brûlures du premier et du second degré

QUE FAIRE

- Appelez les secours médicaux.
- Surveillez le niveau de réponse de la victime et sa capacité à respirer.
- Couvrez la brûlure légèrement avec un pansement non adhésif stérile.
- Surélevez la partie brûlée plus haut que le niveau du coeur de la victime, si possible.
- Si le visage est brûlé, faites mettre la personne debout.
- Gardez la personne au chaud et confortable.
- Surveillez et traitez un **Etat de Choc** s'il est présent.

BRULURES THERMIQUES

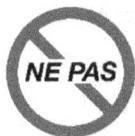

NE PAS

- Ne retirez pas les vêtements qui adhérent à la peau brûlée.
- Ne percez pas les cloques.
- N'appliquez pas sur la brûlure de pommade ou d'autres produits à disposition dans la maison, sauf sur instruction médicale.
- N'appliquez pas de la glace directement sur la brûlure.
- Ne refroidissez pas la victime pendant que vous rafraîchissez la zone brûlée.

QUE FAIRE

- Arrêtez le processus de brûlure en enlevant les vêtements enflammés et tous les bijoux de la zone de brûlée. Certains éléments, tels que les ceintures, continueront à brûler jusqu'à leur retrait.
- Si les extrémités sont brûlées, retirez tous les bijoux au-delà de la zone brûlée, car un oedème peut se développer et ces bijoux pourraient être amenés à couper la circulation de ces memes extrémités.
- Refroidir dès que possible avec de l'eau potable pendant au moins10 minutes
- Donnez les premiers secours correspondant au degré de la brûlure.

BRULURES CHIMIQUES

Avant qu'un accident ne se produise, apprenez les procédures spécifiques de premiers secours pour toutes les matières dangereuses aux quelles vous pourriez éventuellement être exposées. Vérifiez les instructions d'urgence figurant sur le contenant des produits ou consultez les fiches signalétiques correspondantes ou le Centre Anti-Poison de votre Région.

SIGNES et SYMPTÔMES:
- Peau et yeux, rouges et irrités
- Sensation de brûlure au niveau de la zone de contact

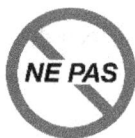

NE PAS

- N'essayez pas de neutraliser les brûlures chimiques à moins que des professionnels vous invitent à la faire.
- N'appliquez sur la brûlure aucun médicament ou produit disponible à la maison à moins d'en avoir reçu la consigne de la part du personnel médical.

QUE FAIRE

- Assurez-vous que vous pouvez aider sans vous mettre en danger.
- Prendre les mesures suivantes pour vous protéger de toute exposition à la substance chimique:
  o Retirez tout vêtement contaminé.
  o Balayer les poudres chimiques hors de la peau avec une main gantée ou à l'aide d'un tissu.
- Rincez rapidement les brûlures chimiques à l'eau tiède pendant 10 minutes.
- Assurez-vous que le produit chimique ait complètement été lavé hors de tout contact avec la peau.
- Traitez immédiatement toute **Brûlure chimique à l'oeil** avec un rinçage d'au moins 15 minutes et tant que la douleur subsiste.
- Toute brûlure chimique, si mineure soit elle, nécessite une prise en charge médicale.

BRULURES ELECTRIQUES/CHOC

Les lésions causées par l'exposition à un courant électrique peuvent varier d'une simple sensation de picotements à un choc et/ou à la mort. Vous ne pouvez pas toujours dire de l'extérieur ce qui s'est passé à l'intérieur. L'électricité traverse le corps, de la blessure d'entrée jusqu'à la blessure de sortie, causant des lésions tout au long de sa trajectoire, entrainant même le coeur à battre de façon irrégulière ou à s'arrêter. Par exemple, si un fort courant est entré dans la main et est sorti par le

24

pied, le courant a probablement traversé des organes vitaux, provoquant des lésions graves.

L'électricité peut provoquer : la paralysie des centres nerveux, des spasmes musculaires sévères pouvant provoquer des fractures osseuses ou un arrêt respiratoire.

Si vous rencontrez une personne inconsciente gisant auprès d'une source d'électricité, supposez que la personne ait été victime d'un choc électrique. Toutes les victimes de chocs électriques ou de la foudre requirent une prise en charge médicale parce que toutes les lésions n'apparaissent pas au premier examen.

SIGNES et SYMPTÔMES:

- Perte de connaissance (soudaine)
- Pouls faible
- Difficulté à respirer ou absence de respiration
- Traces de brûlure sur le corps (deux lésions cutanées à type de brûlure sont souvent évidentes et correspondant à un point d'entrée et à un point de sortie)

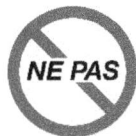

- Ne touchez pas une victime d'un choc électrique si elle est toujours en contact avec la source d'énergie, ou ne touchez pas le fil ou le câble lui-même, même s'il s'agit de la partie isolée du fil ou du câble.
- Ne touchez pas la victime jusqu'à ce que tous les câbles soient clairs. Un câble non contrôlé peut se déplacer et vous frapper ou frapper quelqu'un d'autre.
- N'essayez jamais, sous aucun prétexte, de déplacer un câble à haute tension dans le but de l'écarter de la victime.

- Appelez le 15/SAMU, le service d'entretien de l'immeuble ou la société de service si un câble à haute tension est en cause. Ne jamais tenter de l'enlever vous-même.
- Assurez-vous que les personnes présentes soient au courant du danger existant.
- Coupez l'alimentation à la source, si possible. A la maison, le commutateur est généralement à proximité de la boîte à fusibles.
- Si vous ne pouvez pas couper l'alimentation électrique à la source (et si ce n'est pas un câble à haute tension qui est en contact avec la victime), placez vous sur une surface sèche et déconnectez la victime de la source du choc, en utilisant un objet long et non-conducteur, par exemple une perche en fibre de verre, un balai, ou une corde.
- Après que la source du choc ait été supprimée, vérifiez le niveau de réponse de la victime et sa capacité à respirer.

L'électricité peut arrêter un coeur! Pratiquez une RCP, si nécessaire.
- Surveiller et traiter un **Etat de Choc** s'il est présent.
- La foudre peut entraîner de graves **Brûlures**, des **Fractures** et même des **Traumatismes à la Colonne Vertébrale**. Soyez prêts à prendre en charge ces situations.
- Si les blessures sont en évidence, couvrez les plaies avec un pansement stérile et sec.

DOULEUR THORACIQUE

L'inconfort décrit comme une «douleur» dans la région de la poitrine peut avoir de nombreuses causes. Toujours penser en premier à un **Malaise Cardiaque**. Au niveau pulmonaire, une infection (pneumonie), une bronchite, un asthme, des caillots de sang ou un collapsus pulmonaire peuvent tous provoquer des douleurs thoraciques. Un traumatisme à la cage thoracique peut entraîner des fractures côtes et/ou des lésions au niveau des organes sous-jacents. Etre dirigé vers un centre spécialisé dans la prise en charge des douleurs thoraciques peut faire la différence.

SIGNES et SYMPTÔMES:
- Douleurs dans la poitrine, pouvant être uniquement déclenchées au mouvement ou à la respiration
- Fièvre , sueurs, pâleur
- Toux
- Impossibilité à respirer normalement
- Anxiété

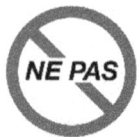

- N'attendez pas que la douleur disparaisse si l'état de la victime se détériore.
- Ne prenez pas comme prétexte l'âge ou la personnalité de la victime pour rejeter les causes possibles d'une douleur thoracique.
- Ne donnez rien ni à boire ou à manger à la victime.
- Ne donnez pas à la victime des médicaments d'une autre personne à moins d'y être invité par le personnel médical.
- Ne laissez pas la victime seule.

- Aidez la victime à trouver une position confortable.
- Surveillez le niveau de réponse de la victime et sa capacité à respirer.
- Obtenez une prise en charge médicale.

MALAISE CARDIAQUE

Votre muscle cardiaque a besoin d'un approvisionnement régulier en sang et en oxygène. Une crise cardiaque se produit lorsque cet approvisionnement est interrompu ou bloqué. La liberation d'un caillot de sang à partir d'artères coronaires atteintes d'artériosclérose est souvent à l'origine du problème. Un spasme de ces mêmes vaisseaux peut également entraîner les meme conséquences. Beaucoup de maladies, ainsi que des produits, particulièrement la cocaïne, peuvent provoquer un malaise cardiaque. Une réaction médicale rapide peut éviter une destruction irréversible d'un nombre plus ou moins important de fibres du muscle cardiaque. Une artère bouchée doit être désobstruée rapidement à l'aide de médicaments ou d'une intervention chirurgicale, dans un hôpital référent en cardiologie.

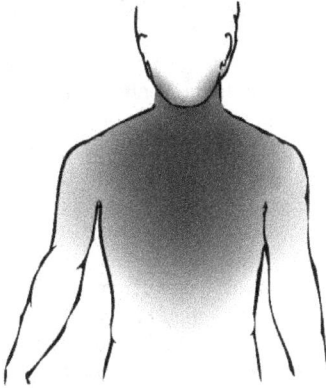

SIGNES et SYMPTÔMES:

- Sensation d'oppression ou de constriction au milieu de la poitrine et irradiant au niveau la mâchoire, de l'épaule ou du bras.
- Irrégularité du rythme cardiaque (palpitations)
- Nausées, vomissements
- Sueurs
- Pâleur, teint grisâtre
- Souffle court
- Anxiété, sentiment de catastrophe imminente

NOTE : Tous les signes et symptômes ne sont pas tous présents dans toutes les crises cardiaques. Les femmes, les patients diabétiques et les sujets âgés font souvent état de symptômes plus vagues et différents.

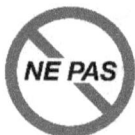

NE PAS

- N'essayez de soulager la douleur en faisant marcher ou s'étirer la victime.
- Ne contraignez pas la victime à adopter une position inconfortable.
- Ne donnez aucune médication par la bouche excepté les médicaments prescrits en temps normal à la victime en cas de douleur thoracique tels que la trinitrine.
- Ne laissez pas la victime seule.

QUE FAIRE

- Appelez les secours médicaux. Tout temps perdu est du muscle cardiaque perdu.
- Si la victime ne répond pas et ne respire:
  o Utilisez un **DAE**, s'il est immédiatement disponible.
  o S'il est indisponible, appelez à l'aide avant de débuter la réanimation cardio-pulmonaire (**RCP**).
- Si la victime ne répond pas :
  o Desserrez les vêtements et aidez la victime à prendre éventuellement son médicament.
  o Soulagez et rassurez la victime tout en la maintenant au chaud.
    - Si cela n'est pas contre indiqué (ex: accident vasculaire cérébral, saignement récent, allergie) encouragez la victime à mâcher 2 « Aspirine bébé » (faible dose) ou un aspirine adulte. En cas de suspicion d'une contre- indication, ne pas donner d'aspirine.
  o
- Surveillez le niveau de réponse de la victime et sa capacité à respirer jusqu'à l'arrivée des secours.

ACCIDENT VASCULAIRE CÉRÉBRAL

Un accident vasculaire cérébral (AVC) survient lorsqu'un vaisseau sanguin à destination du cerveau ou à l'intérieur du cerveau éclate ou se bouche de telle sorte que le sang ne peut plus irriguer les tissus du cerveau. Quand l'irrigation cérébrale cesse, les tissus du cerveau commencent à mourir. Tout temps perdu est du cerveau perdu! Les medicaments thrombolytiques, s'ils sont débutés dans les 3 - 4.5 heures, ou l'élimination des caillots dans les 6 à 16 heures et jusqu'à 24 heures, peut ouvrir certaines artères bloquées. Chaque minute compte si bien qu'une prise en charge médicale la plus précoce possible est fondamentale. Votre rôle en tant que sauveteur est de reconnaître les signes et les symptoms d'un AVC et de contribuer à faire en sorte que la victime soit dirigée le plus rapidement possible vers un centre spécialisé dans la prise en charge des AVC.

Un accident ischémique transitoire (AIT), également appelé «accident vasculaire cérébral d'avertissement» ou «mini-AVC», entraîne les mêmes signes et symptômes qu'un AVC, mais ces derniers disparaissent rapidement. Ceci est un signe qu'un AVC à part entière peut être en train de se constituer. Un AIT ne doit pas être ignoré, même si les symptômes disparaissent rapidement.

SIGNES et SYMPTÔMES:
- Vertige soudain et inexpliqué/troubles de la marche
- Maux de tête intenses et soudains, le «pire mal de tête jamais vécu»
- Soudaine baisse ou perte de la vue, généralement au niveau d'un oeil
- Soudaine incapacité à parler, propos indistincts ou incohérents
- Perte soudaine de la sensibilité et/ou de la mobilité d'un côté du visage, d'un bras ou d'une jambe
- Confusion soudaine, **Perte de connaissance**

Réalisez les tests suivants :

Face : Demandez à la personne de sourire. Si un côté du visage tombe, il s'agit peut être d'un AIT ou d'un AVC.

Bras : Demandez à la personne de tendre ses bras en avant. Si un bras tombe, il s'agit peut être d'un AIT ou d'un AVC.

Parole : Demandez à la personne de répéter une phrase simple. Si le discours est confus, indistinct ou d'autres erreurs ont lieu, il s'agit peut être d'un AIT ou d'un AVC.

Temps : Si un de ces tests est positif, appelez les secours médicaux. Renseignez vous pour connaître le centre spécialisé le plus proche dans la prise en charge des AVC.

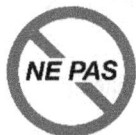

- Ne donnez à la victime ni à manger, ni à boire.
- Ne tardez pas à appeler les secours médicaux.

- Appelez immédiatement les secours médicaux.
- Rassurez la victime dans le calme jusqu'à l'arrivée des secours.
- Surveillez le niveau de réponse de la victime et sa capacité à respire.
- Installez la victime dans une position confortable.
- Si la victime perd connaissance placez la en **Position Latérale de Sécurité.**
- Restez avec la victime jusqu'à l'arrivée des secours.

EXPOSITION A LA CHALEUR

Les fonctions de l'organisme sont au mieux dans une étroite fourchette de température. Les températures élevées augmentent le métabolisme du corps tout en diminuant son efficacité. Une perte de fluides et une dilatation des vaisseaux sanguins se produisent pour tenter de refoidir le corps. Le fait d'être âgé et de prendre certains médicaments constituent des facteurs de risque supplémentaires. Les deux principales urgences médicales associées à l'exposition à la chaleur sont l'épuisement à la chaleur et le coup de chaleur.

L'EPUISEMENT A LA CHALEUR

SIGNES et SYMPTÔMES:
- Sueurs, peau moite et humide
- Crampes musculaires, faiblesse et fatigue
- Nausées, vomissements
- Discrète élévation de la température corporelle
- Céphalées
- Vertiges

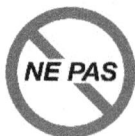

NE PAS
- Ne pas ignorer les symptômes. S'ils ne sont pas traités, les choses vont aller en s'aggravant.
- Ne donnez à la victime aucun stimulant, y compris de l'alcool ou des cigarettes.
- Ne pas appliquer de glace directement sur la peau.
- Ne laissez pas la victime, lors des manoeuvres de rafraîchissement, se refroidir au point de se mettre à frissonner.
- Ne pas laisser pas la victime seule.
- Ne pas appliquer d'alcool dénaturé ou autre chose que de l'eau sur la peau de la victim.

QUE FAIRE
- Retirez la victime de la zone d'exposition à la chaleur.
- Epongez ou vaporisez la victime à l'eau fraîche.
- Eventez la victim.
- Arrêtez-vous si la victime commence à avoir la chair de poule ou à frissonner.
- Si la victime est consciente et peut ingérer des liquides, faites la boire un mélange d'un demi-litre d'eau avec une cuillère à café de sel toutes les 30 minutes jusqu'à ce qu'elle ait récupéré.
- Appelez un médecin si les choses ne s'arrangent pas progressivement.

LE COUP DE CHALEUR

SIGNES et SYMPTÔMES:
- Peau chaude et sèche
- Peau rouge ou tachetée
- Incapacité à boire
- Respiration superficielle
- Température corporelle extrêmement élevée
- Confusion mentale, comportement étrange
- **Convulsions**
- Perte de connaissance

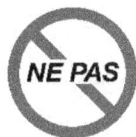

NE PAS
- Ne négligez pas les symptômes. S'ils ne sont pas traités, les choses vont aller en s'aggravant.
- N'attendez pas pour commencer à refroidir la victim.
- Ne la forcez pas à boire.
- Ne donnez pas à la victime de l'aspirine ou tout autre médicament pour faire baisser la fièvre.
- Ne donnez à la victime aucun stimulant, y compris alcool et/ou cigarettes.
- Ne pas appliquer de glace directement sur la peau.
- Ne refroidissez pas la victime au point de la faire frissonner.
- Ne laissez pas la victime seule.

QUE FAIRE
- Appelez les secours médicaux.
- Eloignez la victime de la chaleur autant que possible.
- Enlevez les vêtements de la victime et placez - la dans un bain d'eau fraîche (si possible), ou appliquez des compresses froides au niveau du cou, des aisselles et de l'aine.
- Si la victime ne réponds plus et s'arrête de respirer, débutez la **RCP.**
- Une prise en charge médicale est toujours requise.

ETAT DE CHOC

Tout traumatisme ou maladie grave peut provoquer un état choc qui est une situation où le pronostic vital est engagé. Le choc peut se développer rapidement ou progressivement. Il s'agit d'une défaillance du cœur et des vaisseaux sanguins à fournir suffisamment d'oxygène à toutes les parties du corps. Sans oxygène, les divers organes du corps, surtout le cœur, le cerveau et les reins, vont se mettre à ralentir et finalement mourir. L'importance du choc est déterminé par un certain nombre de facteurs, notamment :
- L'âge (en particulier chez les très jeunes et les très âgés)
- L'état général de santé de la victime

- Une fatigue excessive
- Une manipulation brutale
- Un retard de prise en charge médicale

SIGNES et SYMPTÔMES:
- Anxiété, agitation
- Pouls rapide, faible
- Respiration rapide, superficielle
- Peau pâle, froide, moite
- Lèvres et ongles bleues/pâles
- Froideur des extrémités
- Soif, sécheresse de la bouche
- Nausées
- Vertiges, évanouissement
- Confusion mentale

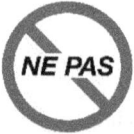

NE PAS
- N'élevez pas la tête de victime si une lésion du rachis ou de la jambe est suspectée.
- Ne rien donner à manger ou à boire.

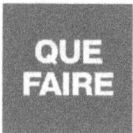

QUE FAIRE
- Appelez les secours médicaux.
- Contrôlez un **Saignement.**
- Surveillez le niveau de réponse de la victime et sa capacité à respire.
- Placez la victime en "**Position en état de Choc**".
- Maintenez la victime au chaud jusqu'à l'arrivée des secours.

TRAUMATISME DE LA COLONNE VERTEBRALE

Un traumatisme à la colonne vertébrale n'est pas toujours évident. Suspectez un tel traumatisme quand une force importante s'est exercée contre le corps, généralement lors d'une chute, d'un plongeon, d'une électrocution ou à l'occasion d'un accident avec un véhicule à moteur ou à l'occasion d'un exercice sportif. En cas de doute, suspectez toujours un traumatisme de la colonne vertébrale jusqu'à preuve du contraire, tout particulièrement si une personne est sous l'influence de l'alcool ou de drogues.

SIGNES et SYMPTÔMES:
- Douleur au niveau du dos ou du cou
- Picotements ou faiblesse dans les bras ou les jambes
- Tout traumatisme à la tête, au dos ou à la poitrine
- Perte de sensation et de fonction motrice au niveau des extrémités

- Changement dans le niveau de réactivité à une stimulation; pas complètement éveillé après le traumatisme.

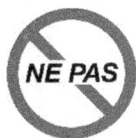

- Ne tournez ou déplacez la victime que s'il existe un danger d'incendie, d'explosion ou toute autre circonstance pouvant mettre une vie en danger.
- Ne mettez pas d'oreiller sous la tête de la victim.
- Ne rien donner à manger ou à boire à la victim.

- Appelez les secours médicaux.
- SEULEMENT si la victime est en danger immédiat utilisez **la Technique «de la Traîne avec Vêtements»** pour déplacer la victime en lieu sûr. Maintenez la tête et le cou, afin d'éviter tout mouvement, flexion ou torsion.
- Une fois la position trouvée, immobilisez la tête et le cou. Utilisez vos mains, des couvertures, des vêtements ou tout autre matériel disponible pour maintenir fermement la tête et le cou.
- Calmez et rassurez la victime en attendant les secours.

PERTE DE CONNAISSANCE

Il s'agit d'un état anormal de la conscience dans lequel la victime n'est pas "réveillable". Il existe différents niveaux, allant de la somnolence au coma. Il n'est pas obligatoire que la personne soit immobile. La perte de conscience peut être brève comme lors d'un évanouissement. Un faible taux de sucre dans le sang, un traumatisme crânien ou un empoisonnement sont quelques exemples de situations pouvant entraîner une perte de connaissance. Assurez-vous toujours que la personne n'est pas simplement en train de dormir avant d'appeler les secours médicaux.

SIGNES et SYMPTÔMES:
- La victime est somnolente, endormie, désorientée, incohérente
- Elle est immobile et silencieuse
- Elle ne réagit pas à un fort toucher ou à une voix forte

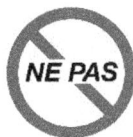

- Ne rien donner à manger ou à boire.
- Ne bougez pas la victime en cas de suspicion de traumatisme (traces de coupures, bosses, saignement)
- Ne pas laisser la victime seule.
- Ne pas essayer de la réveiller avec de l'eau sur le visage ou avec des gifles.
- Ne mettez pas d'oreiller sous la tête parce que la position pourrait bloquer les voies respiratoires de la victime.

- Appelez les secours médicaux.
- Recherchez les causes de cet état d'inconscience.
- Surveillez le niveau de réponse de la victime et sa capacité à respire.
- Surveillez l'apparition éventuelle de convulsions.
- Si l'on est sûr que la victime est indemne de toute lésion à la tête ou à la colonne vertébrale, placez la en **Position Latérale de Sécurité.**
- Si une hypoglycémie est suspectée:
  - Contrôlez si possible son niveau de sucre
  - Si la victime peut répondre aux ordres simples et avaler sans problèmes, lui donner des comprimés de glucose (de préférence), du jus d'orange, des bonbons mousseux, ou du cuir de fruit
  - Aidez la victime avec son injection de glucagon pour le traitement de son hypoglycémie
  - Recontrôlez si possible son niveau de sucre, 15 à 20 min après le traitement.
- Restez avec la victime jusqu'à l'arrivée des secours.

CONVULSIONS

Une convulsion est souvent décrite comme une situation correspondant à des décharges électriques aléatoires du cerveau entraînant des mouvements désordonnés de certaines parties du corps. Il existe un certain nombre de circonstances pouvant déclencher une crise. Les convulsions ont souvent comme origine une maladie, un traumatisme crânien, un accident vasculaire cérébral, un anévrysme, une hypoglycémie, une intoxication ou une forte fièvre. Les enfants jusqu'à 5 ans sont particulièrement exposés aux convulsions en cas de fièvre élevée. Votre rôle de sauveteur est de vous assurez que la victime ne se blesse pas. Les convulsions peuvent se manifester sous de nombreuses formes. Les convulsions s'interrompront presque toujours spontanément, et la victime aura ensuite une période de somnolence, de confusion ou de sommeil avant de se réveiller progressivement.

SIGNES et SYMPTÔMES:
- La victime ne répond pas
- Perte du contrôle musculaire avec mouvements saccadés d'une ou de plusieurs parties du corps
- Perte du contrôle des fonctions corporelles
- La situation peut durer de quelques secondes à quelques minutes

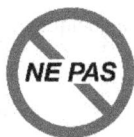

- Ne forcez aucun objet entre les dents de la victime.
- Ne maintenez pas la victime à terre.
- Ne jetez pas d'eau sur la victime pour tenter d'arrêter les convulsions.
- Ne laissez pas la victime seule.

- Appelez les secours médicaux.
- Empêchez tout traumatisme en éloignant tout objet pouvant rentrer en contact avec la victime. Placez si possible du matériel de rembourrage autour de la victim.
- Restez avec la victime, en surveillant l'apparition de **Difficultés Respiratoires.**
- Si la victime mord sa langue et saigne, attendez la fin des convulsions avant de prodiguer les premiers soins pour un **Saignement.**
- Si vous ne soupçonnez pas de lésion au niveau de la tête, du cou ou de la colonne vertébrale, placez la victime, après la fin des convulsions, en **Position Latérale de Sécurité.**
- Si la fièvre est à l'origine des convulsions, traitez la victime par refroidissement jusqu'à ce que son état lui permette de prendre par la bouche des médicaments pour abaisser la temperature.
- Surveillez le niveau de réponse de la victime et sa capacité à respire.
- Demandez une prise en charge médicale.

TRAUMATISME CRANIEN

Le cerveau est matelassé par le liquide céphalorachidien et enfermé dans la boite crânienne. Un traumatisme direct à la tête peut provoquer toutes sortes de type de lésions, y compris une fracture du crâne, un saignement du cuir chevelu, ou une contusion du tissu cérébral. Le traumatisme crânien, bien que souvent mineur, peut - être aussi une vraie situation d'urgence. Si un traumatisme crânien s'accompagne d'une modification de la vigilance, de signes évolutifs en faveur d'une commotion cérébrale ou d'outres signes préoccupants, rechercher une aide médicale.

SIGNES et SYMPTÔMES:
- Maux de tête, vertiges
- Saignement ou une bosse sur la tête
- Nausées, vomissements
- Ecoulement sanguin provenant de l'oreille et du nez
- Somnolence
- Comportement inadapté

- Perte de connaissance ou de réactivité de quelques secondes à quelques heures
- Pupilles inégales
- Convulsions

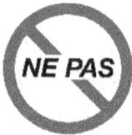

NE PAS

- Ne déplacez pas la tête d'une victime si un traumatisme médullaire est suspecté.
- Ne rien donner par la bouche.
- Ne pas essayer de garder la victime éveillée.

QUE FAIRE

- Appelez les secours médicaux.
- S'il est nécessaire de retourner la victime, tournez-la en un bloc Mobilisez deux sauveteurs et pratiquez **la Technique du «Log-Roll»**.
- S'il est absolument nécessaire de déplacer la victime, pratiquez **la Technique de la «Traîne avec Vêtements»**.
- Immobilisez la nuque et la tête si une lésion de la colonne vertébrale ou de la nuque sont suspectées.
- Surveillez le niveau de réponse de la victime et sa capacité à respire.
- Contrôlez un **Saignement**, s'il est present.
- Surveillez les signes d'un traumatisme crânien grave, tels qu'une somnolence grandissante, des vomissements en jet et/ou des **Convulsions.**
- Gardez la victime calme et immobile jusqu'à l'arrivée des secours.

TRAUMATISMES DENTAIRES/BUCCAUX

Les blessures de la région buccale, y compris de la mâchoire et des dents, peuvent avoir une issue favorable si des techniques simples de premiers secours sont utilisées. Un saignement par la bouche peut être grave si les voies respiratoires et la respiration sont bloquées par du sang ou des dents déchaussées. Les lèvres peuvent saigner et gonfler rapidement car la région est richement vascularisée.

SIGNES et SYMPTÔMES:
- Douleur, œdème
- Saignement
- Impossibilité à fermer la bouche
- Difficulté à respire

NE PAS

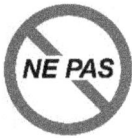

- Ne forcez pas la mâchoire à s'ouvrir ou se fermer.
- Ne tirez pas sur une dent qui est à moitié arrachée.
- Ne manipulez pas la partie de la dent enchâssée dans la gencive.
- N'essayez pas de réintégrer en force une dent.
- N'essayez pas d'arrêter un saignement, si vous n'en voyez pas la source.

QUE FAIRE

S'il existe une difficulté à parler ou à respirer:
- Appelez les secours médicaux
- Installez la victime dans la meilleure position possible.

S'il existe un saignement en provenance de la bouche et pas de dents branlantes ou manquantes visibles:
- Mettez des gants et appliquez une pression sur la zone visible d'où provient le saignement avec des compresses ou un linge propre
- Appliquez un pansement froid en regard d'une zone œdématiée
- Si le saignement est issu de la profondeur de la bouche, installez la victime en **Position Latérale de Sécurité** pour empêcher la victime de s'étouffer dans son sang
- Appelez les secours médicaux si le saignement ne peut être arrêté ou si la victime a du mal à respirer
- Surveillez et traitez un **Etat de Choc** s'il est présent.

Si une dent bouge :
- Faire mordre la victime vers le bas sur une compresse stérile pour maintenir la dent en place.
- Confiez la victime à un dentiste.

Si une dent est déchaussée :
- Manipulez la dent par la couronne
- Si la dent s'emboîte facilement, remettez-la en place dans son alvéole
- Sinon incez - la dent à l'eau et placez dans un solution conservatrice, comme la solution salée équilibrée de Hank, le propolis, le lait entier, l'eau de noix de coco ou le blanc d'œuf.
- Emmenez la victime et la dent chez un dentiste le plus rapidement possible
- Nettoyez toute plaie saignante avec de l'eau du robinet.

Arrêtez un saignement en provenance de la gencive en appliquant une pression avec un morceau de coton ou une compresse pendant au moins cinq minutes. Augmentez la pression si nécessaire.

Un empoisonnement peut être accidentel ou intentionnel. Les médicaments, les produits chimiques et les nettoyants ménagers représentent tous des poisons potentiels. Ils peuvent soit porter atteinte à votre intégrité physique, soit vous tuer ! Les enfants sont les victimes les plus exposées à une intoxication accidentelle. Les adultes et les adolescents ont parfois recours à ces produits pour tenter de mettre fin à leurs jours. Un poison ou une toxine peut atteindre un individu à travers sa barrière cutané, par l'intermédiaire d'une injection, d'une **inhalation de fumée**, ou par ingestion orale. Vous pouvez joindre votre **Centre Anti-Poison** régional. Toute question sur les poisons potentiels sont toutes pertinentes.

SIGNES et SYMPTÔMES:
- Nausées, vomissements
- Maux de tête
- Conscience altérée
- Douleurs abdominales
- Irritation locale au site d'exposition (oeil, peau, voies respiratoires)

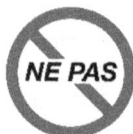

- Ne pas se fier uniquement à l'étiquette du contenant pour obtenir des informations fiables en termes de premiers secours
- Ne forcez pas la victime à vomir ou à ingérer des liquides à moins d'en avoir reçu la consigne d'un médecin ou du **Centre Anti-Poison**. Au préalable assurez-vous que la victime est totalement consciente.
- Ne présumez pas que tout le monde veut aller mieux. Ne laissez pas une victime seule si vous soupçonnez une tentative de suicide.

- Appelez les secours médicaux
- Protégez-vous contre l'exposition au poison pendant que vous administrez les premiers soins
- Pour du poison au contact de l'œil, reportez - vous au section correspondant de ce manuel: **Brûlures chimiques à l'oeil.**
- Pour du poison au niveau de la peau, enlevez les vêtements qui ont été au contact du poison et rincez la peau à l'eau courante pendant 15-20 minutes.
- Pour du poison inhalé, déplacez la victime à l'air frais immédiatement.
- Surveillez l'apparition de **Difficultés Respiratoires**
- Appelez le **Centre Anti-Poison** pour obtenir des instructions spécifiques.
- Ils voudront savoir:

- o Le type de poison
- o Les circonstances (entourant la prise de poison)
- o L'âge de la victime
- o La quantité de poison à laquelle la victime a été exposée et depuis quand
- o L'état de la victime
- Suivez les instructions du **Centre Anti-Poison** !

ÉTOUFFEMENT

L'étouffement est une urgence vitale. Chaque seconde compte. Souvent la victime va agripper sa gorge avec une ou deux mains lors l'étouffement. A défaut d'aide, la victime risque de perdre connaissance et de mourir. Le geste à effectuer pour dégager les voies aériennes obstruées est d'exercer une forte poussée abdominale, appelée aussi manœuvre de Heimlich, qui fait partie des programmes de premiers secours. La technique décrite ci-dessous est valable pour une victime consciente âgée d'un an ou plus. D'autres variantes devront être utilisées si la victime est inconsciente ou enceinte, ou si la victime est âgée de moins d'un an. Vous pouvez apprendre ces variantes dans un cours de premiers secours.

SIGNES et SYMPTÔMES:
- Incapacité à parler, à tousser ou à respirer
- Toux très faible, pratiquement pas de son émis
- La victime agrippe sa gorge. C'est le signe universel de détresse en cas d'étouffement
- Sons bruyants ou hauts perchés
- Lèvres ou peau bleuâtres

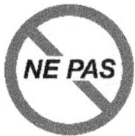

NE PAS
- Ne pas pratiquer la manoeuvre si la personne est capable de parler ou de tousser.
- Ne pas laisser une personne seule qui essaie de s'éclaircir la gorge ou qui tousse faiblement.

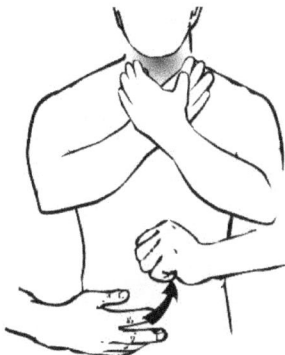

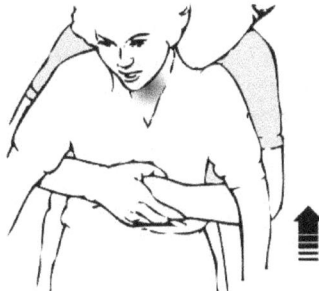

- Envoyez quelqu'un chercher des secours médicaux.
- Demandez : « Êtes-vous en train d'étouffer ? » Si la victime hoche la tête, dites-lui ?", "Puis-je vous aider" et que vous allez l'aider.
- Mettez-vous à genoux ou debout derrière la victime, penchez la victime vers l'avant, et mettez vos deux bras autour de sa taille.
- Faites un poing d'une main,.
- Placez le pouce du côté du poing contre l'abdomen, au-dessous du sternum de la victime, juste au-dessus du nombril.
- Empoigner le poignet avec votre autre main. Effectuez une forte poussée vers le haut dans l'abdomen, forçant de ce fait l'obstacle hors des voies respiratoires.
- Répétez ce geste jusqu'à ce que l'objet ait été délogé ou jusqu'à ce que la victime puisse à nouveau respirer ou tousser.
- Obtenez une prise en charge médicale après que l'obstacle ait été délogé, même si la victime dit qu'elle va bien.
- Si la victime perd connaissance, débuter la **RCP**. Regardez à l'intérieur de la bouche de la victime et retirez tout ce que vous voyez avant de la ventiler.

EXPOSITION AU FROID

Nos corps sont affectés par les températures extrêmes. Les frissons protègent le corps refroidi en produisant de la chaleur mais s'arrêtent quand la température chute trop. L'eau dans notre peau et nos tissus peuvent se cristalliser et geler, entraînant des anomalies en terme de fonction et de sensation. Orteils, nez, doigts et oreilles sont particulièrement sensibles au froid. Les gelures et l'hypothermie sont les deux situations d'urgence liées à l'exposition au froid. L'hypothermie peut être mortelle et doit être traitée immédiatement.

GELURES

SIGNES et SYMPTÔMES:
- Peau froide, engourdie, ou douloureuse
- Couleur de la peau allant de la couleur blanche à la couleur grise en passant par le jaune
- Peau dure au toucher
- La peau reste figée à la pression.

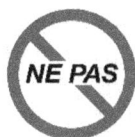

- Ne pas frotter ou masser la zone affectée.
- Ne pas percez pas les ampoules.
- Ne donnez pas de stimulants aux victimes, y compris de l'alcool ou du tabac.
- Ne laissez pas la victime seule. Les gelures peuvent conduire à l'hypothermie, qui elle même peut entraîner la mort.
- N'utilisez pas de source de chaleur chimique au contact de la zone gelée.
- Ne tentez pas de dégeler la partie affectée, si un risque de regel existe ou si une aide médicale est à proximité.

- Déplacez la victime dans un endroit chaud, couvrez d'une couverture isotherme dite de survie.
- Placez les parties du corps gelées dans de l'eau chaude (37° à 40° C) jusqu'à ce que la peau devienne rouge pendant 20-30 minutes.
- Après réchauffement, maintenez séparés les doigts et orteils affectés avec de la gaze sèche.
- Donnez des liquides chauds.
- Si des sensations normales ne sont pas retrouvées au bout de 30 minutes, un médecin doit être consulté.

HYPOTHERMIE

SIGNES et SYMPTÔMES:
Légère hypothermie
- Frissons
- Perte de la coordination motrice
- Confusion, comportement irrationnel
- Besoin urgent d'uriner

Hypothermie sévère
- Il n'y a plus de frissons. Les muscles sont tendus et rigides
- La victime trébuche
- Respiration lente
- Pression sanguine basse, pouls faible
- Rythme cardiaque lent, irrégulier

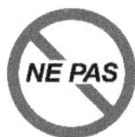

- Ne pas laisser la victime seule.
- N'utilisez pas d'eau chaude pour réchauffer la victim.
- Ne donnez pas de liquides chauds, d'alcool, ou quoique ce soit par la bouche.
- Ne déplacez la victime que si nécessaire.
- Ne pas frotter ou masser la victime.

- Déplacez la victime hors de la zone de froid. Votre but est non seulement d'empêcher une perte de chaleur supplémentaire, mais aussi d'en rajouter .
- Appelez les secours médicaux. Si la victime ne réponds pas et ne respire pas, un sauveteur non entraîné à la **RCP**, devrait débuter des **Compressions thoraciques** avant de la réchauffer.
- Si vous êtes loin de tout secours médical, débutez le réchauffement de la victime. Un réchauffement rapide est nécessaire.
  - o Retirez tout vêtement mouillé, séchez la victime en la tamponnant.
  - o Couvrez la tête et la face de la victime, mais pas le visage.
  - o Si possible, plongez la victime jusqu'au cou dans de l'eau chaude (37° à 40° C).
  - o S'il est impossible de plonger la victime dans de l'eau chaude, utilisez une couverture isotherme dite de survie ou la chaleur de votre propre corps.
  - o Appliquez des linges humides chaudes -mais pas brûlantes- au niveau du cou, des aisselles et de l'aine. Réappliquez de nouveaux linges humides chauds dès qu'ils deviennent froids.
- Restez avec la victime tout en la réchauffant et surveillez le niveau de réponse de la victime et sa capacité à respirer jusqu'à l'arrivée des secours.
- Si la victime doit être déplacée, faites-le doucement, en maintenant la victime en position horizontale.

TRAUMATISME DES PARTIES GÉNITALES

Une douleur dans la région génitale peut être causée par un traumatisme ou une maladie. Un saignement dans cette région peut être grave et être responsable d'un **Etat de Choc** ou même aboutir à la mort. Si un corps étranger est suspecté, n'essayez pas de le retirer. Demandez l'aide d'un médecin. De bons instruments et une bonne connaissance de l'anatomie sont en effet nécessaires pour éviter d'aggraver les lésions.

SIGNES et SYMPTÔMES:
- Douleur
- **Saignement**
- Pâleur de la peau
- Ecchymoses, œdème
- **Etat de Choc**

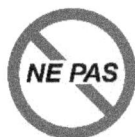

- Ne mettez pas la victime en position inconfortable.
- Ne rien donner par la bouche, si jamais un acte chirurgical se révélait nécessaire.
- N'essayez pas de retirer un corps étranger coincé.

- Appelez les secours médicaux, s'il est impossible de contrôler le **Saignement** ou si la victime est incapable de bouger.
- Trouvez une position confortable.
- Si la victime est pâle et en train de saigner, placez-la en **Position d' Etat de Choc** jusqu'à l'arrivée des secours.
- En cas d'oedème, appliquez un pansement ou des compresses froides au contact de la zone, mais seulement en cas d'arrêt du saignement.
- Obtenez des soins médicaux.

MORSURES/PIQURES

Les morsures/piqûres d'insectes, de serpent et d'araignée sont généralement bénignes, mais peuvent entraîner ou transmettre des maladies, par exemple la maladie de Lyme et le virus du Nil et Zika. Certaines morsures/piqûres de serpents, de scorpions et d'araignée peuvent de par leur venin mettre en jeu le pronostic vital. Habituellement la cause de la morsure ou de la piqûre est inconnue et ce sont les signes et les symptômes qui vont guider la conduite à tenir. Il n'est pas nécessaire de savoir ce qui a causé la morsure ou la piqûre. Les morsures humaines et animals qui traversent la peau introduisent des germes, les gestes de premiers secours sont donc importants. La possibilité de transmission de la rage par la morsure de chauve-souris ou d'animaux sauvages doit être envisagée.

La maladie de Lyme est transmise par les tiques, qui sont extrêmement petits. La plupart des victimes ne savent donc pas qu'ils ont été mordus. Seul un test sanguin peut déterminer si quelqu'un souffre d'une maladie de Lyme. Si les résultats sont positifs, un traitement antibiotique est nécessaire. Lorsque la maladie de Lyme n'est pas traitée, la victim risque d'être atteinte d'arthrite invalidante ou d'une pathologie neurologique ou cardiaque.

Obtenez une aide médicale en cas de :
- Eruption tout à fait caractéristique (ayant l'aspect d'une cible, formée d'un petit point rouge qui grossit petit à petit en formant des anneaux autour du site de la morsure)
- Fièvre
- Raideurs articulaires
- Fatigue chronique
- Symptômes pseudo-grippaux

Le Virus du Nil et Zika est transmis par des moustiques infectés..Seul un test sanguin peut déterminer si vous êtes porteur du virus du Nil ou Zika virus. Il n'y a pas de médicaments pour cette maladie mais un vaccin sera peut être disponible à l'avenir.

Obtenez une aide médicale en cas de :
- Mal de tête avec raideur de la nuque
- Forte fièvre
- Tremblements, faiblesse musculaire
- Convulsions
- Perte de vision
- Engourdissement, paralysie

La prévention est la meilleure des médecines ! Renseignez-vous pour savoir quels sont les dangers les plus fréquemment rencontrés dans votre région et comment les éviter !

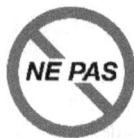

NE PAS
- N'élevez pas la partie du corps qui a été mordue ou piquée.
- N'empêchez personne de prendre ses propres médicaments.
- Ne pas frotter ou presser la zone irritée.
- Ne pas appliquer de garrot.
- Ne pas essayer de faire sortir un dard en pressant la peau.
- Ne pas enlever une tique en vous servant de votre main, d'alcool dénaturé, d'une allumette, d'essence ou de vernis à ongles.
- N'essayez pas d'attraper ce qui vous a mordu ; le temps passé se fera au détriment du traitement à entreprendre.

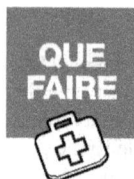

QUE FAIRE
- Surveillez le niveau de conscience.
- Aidez la victime à s'administrer ses médicaments pour l'allergie. Aidez-la à se servir **d'un Sylo d'Adrénaline**, si besoin.
- Appliquez des compresses froides au contact de la blessure pour diminuer la douleur et l'oedème.
- Surveillez les signes annonciateurs d'une Réaction Allergique severe.
- Contrôlez le **Saignement** si nécessaire.
- Si la piqûre a été infligée par une abeille, et si le dard est toujours dans la peau, enlevez-le en grattant avec une carte en plastique, un couteau ou une lame de rasoir. Ne pas presser le dard ou le sac de venin enverra une nouvelle dose de venin dans la circulation sanguine.
- Si un tique s'est niché sous la peau, il faut le tuer avant qu'il ne soit enlevé d'une seule pièce. Obtenez une aide médicale pour le retirer correctement.

- Si un animal est impliqué, et si on le croit venimeux, essayez de le photographier. Appelez le **Centre Anti-Poison** regional.
- Obtenez une aide médicale si nécessaire.

En cas morsure animale ou humaine ayant franchi la barrière cutanée :
- Assurez-vous que la scène est sans danger (évitez les animaux se comportant étrangement, y compris les humains.)
- Muni de gants, nettoyez la plaie avec du savon et beaucoup d'eau courante.
- Puis arrêtez le **Saignement** en appliquant une pression.
- Déclarez toute morsure animale à la police/service de contrôle des animaux.
- En cas d'hématome ou d'oedème, placez une source de froid (mélange de glace et d'eau) enveloppé dans un linge au contact de la zone pendant au moins 20 minutes, ou jusqu'à l'arrivée des secours.
- Obtenez un aide médicale pour la prévention de l'infection.
- Un rappel contre le tétanos peut s'avérer nécessaire.

SAIGNEMENT DE NEZ

Un saignement de nez est souvent causé soit par un coup direct au visage ou à la tête, soit par un pression artérielle trop élevée, soit par l'utilisation de médicaments pour fluidifier le sang, y compris l'aspirine. Il est difficile d'évaluer l'importance d'un saignement car la victime en avale une partie.

SIGNES et SYMPTÔMES:
- Saignement par une ou deux narines
- Crachats ou vomissement de sang
- Maux de tête, sensation de sinus ou d'oreilles bouchées
- Difficulté à respire

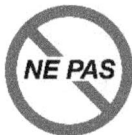
NE PAS
- Ne demandez pas à la victime de pencher sa tête en arrière.
- Ne mettez pas de sac de glace sur le nez ou le front.
- N'appuyez pas entre les yeux sur l'arête du nez.
- Ne pincez pas les narines et n'exercez pas de pression sur le visage en cas de suspicion de fractures du massif facial.

QUE FAIRE
- Mettez des gants ou trouvez une protection pour vos mains.
- Demandez à la victime de s'asseoir, de se pencher en avant et d'évacuer les caillots de sang en soufflant doucement par les narines. Pincez immédiatement les parties molles des deux narines l'une contre l'autre, tout en exerçant une pression sur les os du visage.
- Exercez une pression constante pendant 5 minutes, en

pinçant plus fortement si le saignement persiste.

- Demandez l'aide d'un médecin si vous n'arrivez pas à contrôler le saignement après 15 minutes, ou si le saignement est abondant, ou si la victime a du mal à respirer.

TRAUMATISMES OCULAIRES

Les traumatismes oculaires quelle qu'en soit la cause requièrent une prise en charge médicale immédiate. Cependant, lorsqu'il est irrité par une substance quelle qu'elle soit, l'œil doit être rincé pendant au moins 20 minutes avant d'aller consulter ou dans l'attente d'une assistance médicale. Les traumatismes oculaires peuvent être vécus par la victime comme effrayants. Essayez de la calmer et de la rassurer au mieux. Une douleur oculaire peut aussi avoir pour origine un problème médical, comme le glaucome, il faut donc toujours consulter un médecin en cas de douleurs oculaires.

SIGNES et SYMPTÔMES:
- Douleur
- Clignement excessif, larmoiement
- Saignement, rougeur, oedème
- Problèmes de vision
- Sensibilité à la lumière

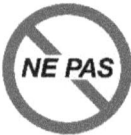

- N'essayez pas de retirer un objet de l'œil avec un liquide autre qu'un collyre sterile ou de l'eau proper.
- Ne tardez pas à laver un œil irrité.
- N'essayez pas de retirer un objet enfoncé dans le globe oculaire.
- Ne frottez pas des yeux douloureux.
- Ne jamais appliquer de pression sur le globe oculaire, même pour arrêter un saignement.

OBJET DANS L'ŒIL

- Rincez l'oeil :
  - o Utilisez un collyre stérile ou de l'eau propre
  - o Rincez doucement de la zone interne de l'œil, à côté du nez, vers la zone externe
  - o Pendant que vous rincez, tirer la paupière inférieure vers le bas et soulevez la paupière supérieure
  - o Demandez à la victime de faire rouler ses yeux
- Obtenez une prise en charge médicale si l'objet n'a pas été retiré ou si l'irritation persiste.

BRULURES CHIMIQUES A L'OEIL

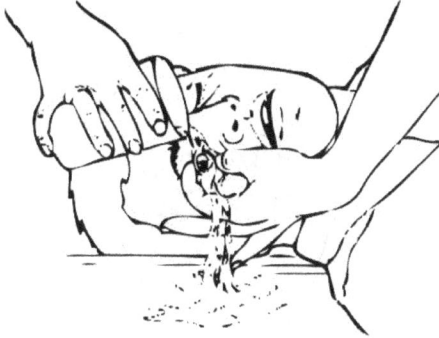

- Ne perdez pas de temps. Débuter le rinçage immédiatement. Tenir les paupières ouvertes et versez de l'eau douce au-dessus de l'oeil ou positionnez la victime sous lentement l'eau doucement courante du robinet. L'eau devrait couler de la zone interne de l'œil, à côté du nez, vers la zone externe, afin d'éviter la contamination de l'autre oeil.
- Rincez en continu pendant au moins 20 minutes avant de demander un médecin. C'est la durée - et non le volume de rinçage - qui est importante.
- Obtenez une prise en charge médicale pour toute brûlure chimique au niveau oculaire.

COUPURES AU NIVEAU DE L'OEIL OU DE LA PAUPIERE

- Appliquez doucement un pansement stérile sec et des compresses froides et propres.
- Maintenez les deux yeux fermés.
- Consulter un médecin immédiatement.

OBJET EMPALÉ DANS L'OEIL

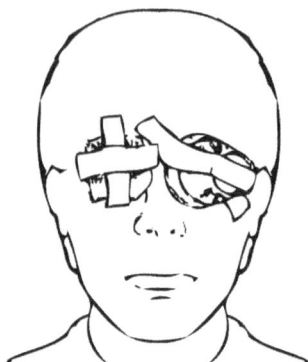

- Couvrez l'objet empalé dans l'oeil, sans toucher ni l'oeil, ni l'objet. Utilisez pour cela une tasse en papier ou un objet similaire qui ne repose, ni ne touche l'objet empalé.
- Couvrez les deux yeux avec un pansement stérile sec pour empêcher le mouvement naturel de l'œil blesse.
- Consultez un médecin immédiatement.

TRAUMATISMES DE L'OREILLE

Un traumatisme et/ou une douleur à l'intérieur de l'oreille, quelle qu'en soit la cause, requiert une prise en charge médicale. Un problème à l'oreille peut trouver son origine au niveau de l'oreille interne, moyenne ou externe. Le tympan peut se rompre à la suite d'un coup direct, d'une infection, d'un fort bruit ou d'une plongée. De la saleté et des bactéries dans le canal externe peuvent migrer dans l'oreille interne, provoquant une infection. Un écoulement de l'oreille peut aussi être le signe d'un traumatisme crânien. Une atteinte au niveau des oreilles peuvent affecter l'audition, l'équilibre et être à l'origine de vertiges.

SIGNES et SYMPTÔMES:
- Douleur, otalgie
- Céphalées
- Douleurs à la mâchoire ou au niveau dentaire
- Oedème, écoulement
- Problèmes d'audition
- Nausées, vomissements
- Étourdissements, vertiges, perte d'équilibre

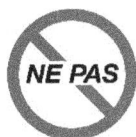

- Ne tentez pas de retirer un objet quel qu'il soit hors du canal de l'oreille, à moins de le voir clairement.
- N'empêchez pas un écoulement provenant de l'oreille.
- Ne tentez pas de nettoyer un écoulement issu du canal auditif.
- Ne déplacez pas la victime si vous suspectez un traumatisme au niveau du cou ou de la moelle épinière.
- Ne supposez pas qu'un morceau d'oreille amputé ne puisse être remis en place.
- Ne laissez pas une victime mettre n'importe quoi dans l'oreille, y compris un doigt, pour tenter de sortir quelque chose de l'oreille.

TRAUMATISME DE L'OREILLE EXTERNE

- Si vous soupçonnez un **Traumatisme Crânien**, demandez une aide médicale.
- En cas de **Saignement**, appliquez une pression directe.
- Si une partie a été amputée, suivez les étapes d'une prise en charge d'une **Amputation.**
- Appliquez une compresse froide pour diminuer l'œdème.
- Obtenez une prise en charge médicale.

CORPS ETRANGER Á L'INTERIEUR DE L'OREILLE

- Restez calme et rassurez la victim.
- Regardez à l'intérieur de l'oreille avec une lampe de poche
- Si vous pouvez voir le corps étranger :
  - Si la victime est coopérative, utilisez des pinces pour le retirer.
  - En cas d'échec, inclinez la tête avec l'oreille affectée orientée vers le bas.
- Si vous ne pouvez pas voir le corps étranger :
  - N'essayez pas de le retirer.
  - Inclinez la tête avec l'oreille affectée orientée vers le bas.
- Si vous suspectez que le corps étranger est un insecte :
  - Evitez un mouvement de la tête.
  - Un insecte se déplacera vers l'intérieur, il faut donc inclinera tête vers le bas.
- Obtenez une prise en charge médicale.

RUPTURE DU TYMPAN: ECOULEMENT DE L OREILLE

QUE FAIRE

- Si vous soupçonnez un **Traumatisme Crânien** comme étant la cause, demandez une aide médicale.
- Couvrez l'oreille extérieure avec un pansement stérile sec et non serré.
- Faites allonger la victime sur le côté, l'oreille atteinte orientée ves le bas, mais seulement si aucune lésion de la tête ou du cou n'est suspectée.
- Obtenez une prise en charge médicale.

TRAUMATISMES OSSEUX /ARTICULAIRES/ MUSCULAIRES

Les traumatismes osseux, articulaires et musculaires sont fréquents, surtout chez les athlètes et les personnes âgées. Il peut-être difficile de déterminer si un traumatisme a donné lieu à une fracture, à une entorse, ou à une élongation, alors traitez tout traumatisme comme s'il était grave jusqu'à preuve du contraire. Voici quelques informations supplémentaires qui devraient vous aider à identifier la nature du traumatisme et à prodiguer les premiers soins :

- Une rupture est une déchirure complète d'un ligament, d'un tendon ou d'un muscle
- Une ecchymose correspond à un oedème, à une douleur et à un saignement sous la peau, résultant d'un coup direct dans la région concernée. La modification de coloration du au saignement sous la peau peut durer des jours et changer de couleur avec le temps
- Un hématome survient lorsque qu'une grande quantité de sang s'accumule sous la peau à la suite d'une lésion tissulaire
- Une **Fracture Ouverte** est une fracture où l'os fracturé traverse la peau
- Une **Fracture Fermée** est une fracture où la peau qui recouvre l'os fracturé demeure intacte. Une radiographie est nécessaire pour déterminer s'il y a fracture ou pas
- Une **Entorse** ou une **Elongation** sont des atteintes des ligaments et des tendons qui surviennent plus fréquemment que les fractures
  - o **Les Entorses** surviennent au niveau des articulations à la suite d'un traumatisme en torsion qui entraîne une déchirure ou une sur-distension partielle ou totale du ou des ligament(s). Une radiographie sera probablement nécessaire pour déterminer s'il s'agit d'une fracture ou d'une entorse. Traitez comme une fracture jusqu'à la confirmation du diagnostic

o **Les Elongations** correspondent à une déchirure ou à une sur-distension d'un muscle. Ils se produisent généralement à l'endroit où le muscle, qui va se connecter à un os, se rétrécit pour devenir un tendon.

FRACTURES

SIGNES et SYMPTÔMES:

- Presque immédiatement après le traumatisme, apparaissent un œdèmeou une ecchymose en regard d'un os
- Incapacité à mobiliser normalement la zone touchée
- Déformation
- Douleur
- Extrémités osseuses saillantes

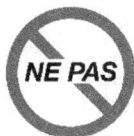

NE PAS

- Ne forcez personne à mobiliser une partie douloureuse de son corps.
- Ne redressez pas un os déformé.
- Ne placez pas de pack de glace directement sur la peau.
- Ne déplacez pas la victime si une lésion du cou ou de la colonne vertébrale est suspectée, sauf si cela est absolument nécessaire.
- Ne mobilisez pas la victime tant que le traumatisme n'a pas été immobilisé.
- Ne retirez pas chaussures, bottes, ou vêtements situés autour d'une possible fracture.
- La mise en place d'une attelle n'est pas nécessaire si la victime peut procurer à l'os fracturé un soutien et une immobilité suffisant.
- En cas de possible fracture, ne mettez pas en place une attelle si cela provoque des douleurs.

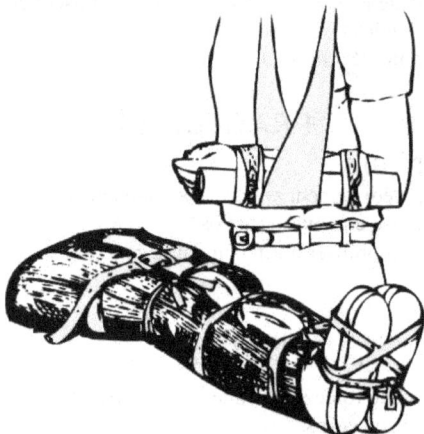

Vous pouvez apprendre différentes techniques de mise en place d'attelle dans un cours de premiers secours. Voici ci-dessous quelques principes de base que vous pouvez utiliser si les secours ne sont pas en route et qu'un déplacement de la victime est nécessaire.

QUE FAIRE

- Soutenez les deux parties de la fracture lorsque vous soulevez le membre fracturé pour l'installer dans l'attelle. Si, par exemple, vous utilisez un journal comme attelle pour une fracture de l'avant-bras, assurez-vous d'étendre le journal de la main au coude de façon à inclure l'articulation au-dessus, et en dessous du site de la fracture.Toujours vérifier la circulation à l'extrémité du membre blessé avant et après contention. Notez la couleur de la peau à l'avance.

- Une attelle est probablement trop serrée, si la couleur de la peau change. Desserrez les liens de l'attelle jusqu'à ce que la couleur s'améliore. Si la victime se plaint d'engourdissement ou si un œdème s'installe, desserrez l'attelle.

- Consultez un médecin immédiatement.

FRACTURE FERMÉE

(L'os facturé ne traverse pas la peau)

- Appelez un médecin si l'os est anormalement plié.
- Stabilisez la zone fracturée dans la position trouvée. **Mettez en place une attelle** si nécessaire.
- Appliquez une source froide directement sur la zone mais seulement à travers une barrière de tissue.
- Élevez le membre facturé seulement si cela n'entraîne pas une douleur supplémentaire.
- Obtenez des soins médicaux.

FRACTURE OUVERTE

(L'os fracturé traverse la peau)

- Appelez les secours médicaux.
- Le cas échéant, contrôler le **Saignement** en appliquant une légère pression au-dessus du foyer de fracture, élevez le membre si possible.
- Couvrez la plaie avec un pansement stérile sec.
- Stabilisez la zone traumatisée dans la position trouvée, et **mettez en place une attelle** si nécessaire.
- Surveillez et traitez un **Etat de Choc** s'il est présent.

ENTORSE / ELONGATION

(Lésion articulaire/lésion musculaire)

SIGNES et SYMPTÔMES:

- Un œdème et une ecchymose peuvent se développer immédiatement ou au fil du temps
- La victime est capable de mobiliser la partie traumatisée **mais** c'est douloureux
- Douleur, sensibilité, douleur à la palpation

QUE FAIRE

- Demandez une assistance médicale si la victime est incapable de supporter son propre poids ou si vous suspectez une fracture.
- Le cas échéant, contrôlez le **Saignement** en appliquant une pression douce au-dessus de la zone blésée. Couvrez avec un pansement sterile.
- Stabiliser la zone lésée et **mettez en place une attelle** si nécessaire.
- Appliquez les recommandations suivantes : Repos, Glace, Compresses et Élevez.
- Le mot glace correspond au fait de placer sur la zone traumatisée un pack de glace (mélange d'eau et de glace) à travers une barrière de linge pendant au plus 20 minutes ou jusqu'à que cela soit perçu comme inconfortable. Les pack de glace qui sont réutilisés ne refroidissent pas aussi bien.

DIFFICULTES RESPIRATOIRES

Les problèmes respiratoires peuvent avoir un certain nombre de causes, qui peuvent être : une pathologie cardiaque, une infection pulmonaire (pneumonie), une retraction pulmonaire, un asthme, un tabagisme, une inhalation de fumées, une situation de suffocation et un traumatisme au niveau du thorax ou du crâne. L'apparition soudaine de symptômes asthmatiformes doit être traitée avec l'inhalateur de secours de la victime. La peur, la panique et l'anxiété peuvent aussi entraîner des problèmes respiratoires, avec une respiration rapide et superficielle, appelée hyperventilation ou sur-ventilation. Une hyperventilation peut aussi survenir dans des conditions plus sérieuses comme lors d'une crise cardiaque, d'une hémorragie, d'une fièvre ou une d'une infection grave.

SIGNES et SYMPTÔMES:

- Pâleur et/ou cyanose au niveau du visage, des lèvres ou des ongles
- Respiration bruyante, sifflante
- Toux
- Incapacité à respirer ou souffle court

- Respiration rapide, ou une respiration lente
- Douleur à l'inspiration

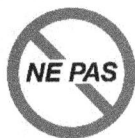

NE PAS

- N'ignorez pas quelqu'un qui hyperventile.
- N'installez pas la victime dans une position inconfortable.

QUE FAIRE

- Installez la victime en position droite avec un soutien.
- Desserrez les vêtements de la victim.
- Si la victime prend des médicaments pour des problèmes respiratoires, aidez la à les prendre.
- Si la victime est connue pour hyperventiler en cas d'anxiété, parlez-lui calmement et essayez de réduire son stress en identifiant la cause. Emmenez la victime dans un endroit calme.
- Rassurez et restez aux côtés de la victime jusqu'à amélioration de la situation.
- Si la respiration ne revient pas à la normale rapidement, obtenez sans tarder des secours médicaux

INHALATION DE FUMEES

La symptomatologie des lésions induites par une inhalation de fumées peut-être brutale ou retardée. Lors d'un incendie, les victimes sont souvent touchées par une inhalation de fumées avant même que les flammes les atteignent. Dans d'autres situations, les lésions pulmonaires n'ont de traduction clinique que 36 heures après l'exposition. Les enfants et les personnes âgées sont les plus vulnérables. Les fumées toxiques peuvent provenir de gaz d'échappement de voitures, de solvants de nettoyage ou d'autres produits chimiques domestiques. Le type de fumée et la durée de l'exposition vont déterminer l'étendue des lésions.

SIGNES et SYMPTÔMES:
- Brûlures autour de la bouche ou du cou
- Présence de suie au niveau des narines ou des expectorations
- Poils roussis autour du nez
- Voix rauque ou pas de voix du tout
- Respiration sifflante
- La victime hypersalive ou bave
- Respiration bruyante, la victime cherche son air
- Une sensation de brûlure à l'inspiration
- Confusion, désorientation

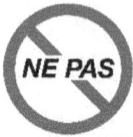

- Ne tentez pas une manœuvre de sauvetage qui puisse mettre votre vie en danger.
- Ne jamais rentrer dans une pièce remplie des fumées d'un incendie.
- N'entrez pas dans un immeuble rempli de fumées sans un équipement adapté.

- Appelez les secours médicaux.
- Retirez la victime de la source d'exposition.
- Surveillez le niveau de réponse de la victime et sa capacité à respire.
- Traitez des **Brûlures Chimiques** si elles sont présentes.
- Si la victime ne peut se maintenir droite, demandez-lui de prendre des inspirations, à la fois lentes et profondes.
- Vérifiez l'absence ou non d'autres traumatismes, en attendant l'arrivée des secours.
- Toute suspicion de lésions par inhalation implique une prise en charge médicale.

SAIGNEMENT

Contrairement à une hémorragie externe, vous ne pouvez pas voir une hémorragie interne. Les deux vont nécessiter une prise en charge médicale. La gravité d'une blessure externe n'est pas toujours en relation avec la taille de la blessure ou la quantité de sang perdu. Par exemple, une petite plaie superficielle du cuir chevelu peut saigner abondamment à cause de la riche vascularisation de la tête. Un saignement provenant d'une artère est plus grave et prendra plus de temps à arrêter. Parfois, on ne peut seulement être alerté sur la possibilité d'une hémorragie interne que par des marques sur le corps tels qu'un œdème ou une ecchymose. Voici des informations complémentaires à propos du saignement que vous devez connaître:

- Vous avez environ 5,7 litres de sang dans votre corps. Ce volume est nécessaire au maintien de la circulation sanguine. La perte rapide de seulement un litre peut entraîner un Etat de Choc ou un décès. C'est pourquoi le pouls de la victime s'accélèrera avant de devenir faible au fur et à mesure de la perte sanguine. Si quelqu'un saigne abondamment, il est important pour vous de rester calme et de contrôler le saignement et d'obtenir immédiatement des secours médicaux.

- De petites égratignures ou des coupures de surface qui ont cessé de saigner guérissent mieux quand elles sont nettoyées, protégées avec de la crème antibiotique, et maintenues couvertes.

- À la suite d'un traumatisme, d'une prise médicamenteuse, et de certaines pathologies médicales, les organes peuvent saigner en interne entraînant des douleurs, une perte de connaissance, et même le décès.

- Une hémorragie interne est difficile à déceler. Il peut même n'y avoir aucune douleur. Soupçonnez une hémorragie interne chez quelqu'un qui a subi un traumatisme, même minime, ou chez quelqu'un prenant des médicaments pour fluidifier le sang peuvent faire en sorte. Une sensation de faiblesse, une pâleur, et un pouls faible sont autant de signes d'hémorragie interne. Une prise en charge médicale rapide est nécessaire.

HEMORRAGIE EXTERNE

SIGNES et SYMPTÔMES:
- Ecoulement de sang hors du corps
- Du sang qui s'extériorise en giclant montre qu'une artère a été touchée.

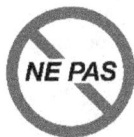

NE PAS
- Ne mettez pas de garrot à moins d'y avoir été formé.
- Ne repoussez pas à l'intérieur de la peau, quoique que soit.
- N'appliquez pas de crème antibiotique à moins que la plaie soit mineure et d'abord nettoyée.
- Ne retirez pas des pansements imbibés de sang.
- N'exercez pas de pression sur un objet sortant d'une plaie.
- N'utilisez pas de point de compression, ne surélevez pas un membre.
- Ne faites pas en sorte qu'un pansement imbibé de sang posé sur une plaie du thorax ne devienne un pansement occlusif

Plaies - Saignement Majeur

QUE FAIRE
- Appelez les secours médicaux.
- Exercez une pression douce, ferme, directe sur la plaie, en utilisant un linge propre ou un pansement pendant au moins 5 minutes sans être tenté de regarder si le saignement s'est arrêté.
- Si le saignement transparaît à travers le pansement :
  o Ne pas enlever le pansement d'origine
    - Appliquez des pansements et ou un garrot si vous êtes entrainé.
- Obtenez une aide médicale pour nettoyer et fermer la plaie.
- Surveillez et traitez un **Etat de Choc** s'il est présent.

Plaies - Saignement Mineur

- Nettoyez la plaie avec du savon et sous l'eau courante jusqu'à disparition de toute matière étrangère.
- Exercez une pression douce, ferme, directe sur la plaie jusqu'à l'arrêt du saignement.
- Une fois que le saignement s'est interrompu, appliquez une crème antibiotique. Couvrez à l'aide d'un pansement.
- Si le saignement transparaît à travers le pansement:
  o Ne pas enlever le pansement d'origine
  o Appliquez des pansements et une pression supplémentaire.

Pour les objets empalés - Objet coincé dans la plaie

- Appelez les secours médicaux.
- Stabilisez l'objet empalé pour empêcher tout mouvement. Même un mouvement minime peut entraîner de graves lésions internes. Si nécessaire, stabilisez avec de nombreux pansements jusqu'à ce que la situation soit sécurisée.
- Pour contrôler le saignement, appliquez une pression directe autour de la plaie.
- Surveillez et traitez un **Etat de Choc** s'il est présent.

Voyez **Objet Empalé dans l'Oeil**

HEMORRAGIE INTERNE

SIGNES et SYMPTÔMES:
- Nausées
- Peau froide et moite
- Difficulté à respirer après le traumatisme
- Douleur abdominale, palpation douloureuse
- La victime tousse ou crache du sang
- Vomissements de sang ou diarrhée sanglante (qui peuvent aussi apparaître comme du marc de café)
- Perte de connaissance sans cause évidente
- Signes d'**Etat de Choc**

SUSPECTEZ une hémorragie interne, si l'un des signes ou symptômes ci-dessus accompagnent:
- Un traumatisme à la poitrine ou l'abdomen
- Une plaie par balle ou par arme blanche
- Un accident de voiture, une chute d'une hauteur ou un piéton renversé
- Un traumatisme sportif

NE PAS

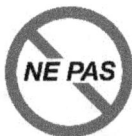

- Ne rien donner par la bouche.
- Ne pas laisser la victime seule, sauf pour aller chercher du secours.

QUE FAIRE

- Assurez vous que la scène est sans danger pour vous avant d'y entrer.
- Appelez les secours médicaux.
- S'il n'y a pas de nausées/vomissements et s'il n'y a pas de suspicion de lésion au niveau la moelle épinière, installez la victime dans la **Position d'Etat de Choc**.
- S'il y a des nausées/vomissements et s'il n'y a pas de suspicion de lésion au niveau la moelle épinière, installez la victime en **Position de Latérale de Sécurité.**
- Surveillez et traitez un **Etat de Choc** s'il est present.
- Surveillez le niveau de conscience et effectuez la **RCP** si nécessaire.

5. TECHNIQUES DE PREMIERS SECOURS

Dans cette rubrique, vous trouverez quelques-unes des techniques de premiers secours proposées dans ce manuel. Encore une fois, gardez à l'esprit qu'il y a une différence entre lire sur les techniques et les pratiquer sous le contrôle d'un instructeur qualifié. Une lecture sur les premiers secours ne saurait se substituer à une formation en ce domaine.

Mettre une victime dans une certaine position ne saurait se faire que pour éviter un danger ou pour prodiguer des soins.

Ne mettre en position que si la victime:
- Perte de connaissance
- Est en danger immédiat sur les lieux de la détresse
- Respire mais ne réponds pas
- Vomit ou a des débris dans la bouche
- Est en **Etat de Choc**

Rappelez-vous – N'aggravez pas la situation!

LA TECHNIQUE du « LOG-ROLL »

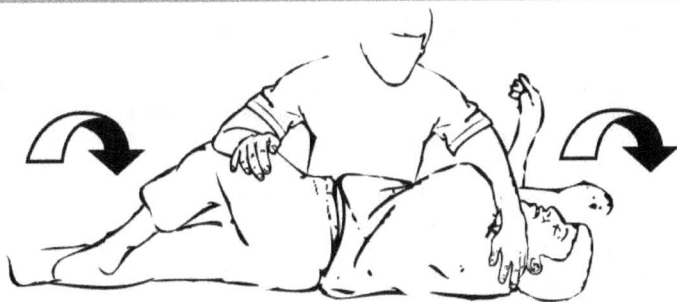

Cette technique vous permet de tourner en toute sécurité une victime qui est couchée face contre terre trauma s'ils ont du mal à respirer et s'il n'y a pas de suspicion de lesion médullaire. Rappelez-vous, il est important de faire rouler la personne d'un seul bloc.

Si vous avez de l'aide, stabiliser la tête et le cou pendant que vous demandez à votre aide de faire rouler d'un seul bloc le corps de la victime sur son leur dos ou en **Position latérale de sécurité.**

Si vous êtes seul(e):
- Agenouillez vous au niveau de la taille de la victime

- Essayez de faire rouler la victime d'un seul bloc, en saisissant l'épaule opposée et la hanche opposée et en faisant roulant la victime vers vous
- Dès que le mouvement a débuté, prenez la main posée sur l'épaule pour soutenir la tête et le cou jusqu'à ce que la victime soit à plat ou en **Position latérale de sécurité.**

TECHNIQUE DE LA « TRAINE AVEC VETEMENTS »

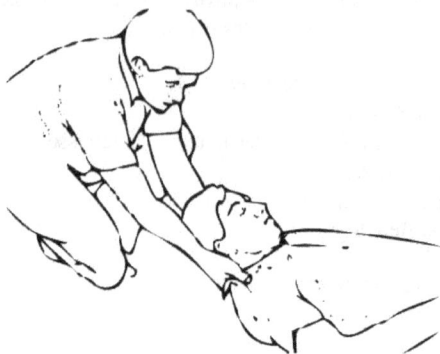

Si vous êtes seul et victime doit absolument être déplacée, suivez ces étapes :

- Etendez la victime sur le dos et mettez vos mains sous ses épaules, en vous saisissant de ses vêtements . (Attention à ne pas provoquer d'obstruction des voies aériennes en tirant sur les vêtements de façon trop serrée)
- Soutenez la tête de la victime en gardant la tête le plus près possible du sol
- Traînez la victime par leur vêtements en gardant le corps aligné. Tirez en bloc. Maintenez la tête et le cou comme un tout, de façon à ne pas provoquer de flexion ou de torsion.

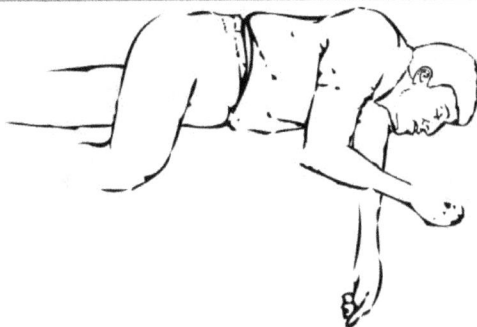

Si une lésion médullaire est suspectée, NE DEPLACEZ PAS ou NE METTEZ PAS la victime en Position Latérale de Sécurité.

- Une victime qui ne répond pas mais qui respire normalement devrait être placée en Position Latérale de Sécurité.
- . La position sur le côté peut d'éviter que du sang ou des vomissements ne n'envahissent les poumons. Une victime laissée seule doit l'être dans cette position.

POSITION EN ETAT DE CHOC

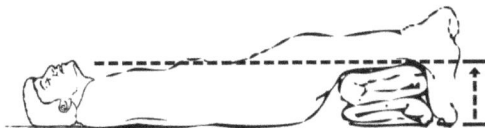

Si une lésion médullaire est suspectée, NE DEPLACEZ PAS ou NE METTEZ PAS la victime en position d'Etat de Choc. Placez dans cette dernière position une victime en état de choc, mais répondant aux questions et respirant normalement. Faites le uniquement s'il n'y aucune suspicion de traumatisme ou de blessure et si cette position n'entraine pas de douleurs.

- Placez la victime sur le dos. Ne placez pas d'oreiller sous sa tête
- Élevez les jambes (si cela n'est pas douloureux) au-dessus du niveau du coeur ou au minimum de 15 à 30 cm (entre 30°-60°) au dessus du niveau de la tête
- Couvrez la victime pour maintenir la température du corps et la garder confortable.

6. FICHE D'INFORMATION D'URGENCE

Prenez le temps maintenant de renseigner cette fiche. Elle permettra au régulateur du Centre 15/SAMU de disposer de toutes les informations nécessaires et à vous d'être prêt(e) à agir rapidement et correctement en cas d'urgence.

1. EMPLACEMENT DU KIT DE PREMIERS SECOURS

DU DAE_____

2. NUMEROS DE TELEPHONE D'URGENCE
(Mettre une étoile à côté du numéro de téléphone qui devrait être appelé en premier dans votre région)

SERVICES MÉDICAUX D'URGENCE (CENTRE 15/SAMU)

MÉDECIN DE FAMILLE   **SERVICE D'INCENDIE**

POLICE   **CENTRE ANTI POISON**

HOSPITAL LE PLUS PROCHE

Itinéraire:

3. LORSQUE VOUS APPELEZ POUR DES SECOURS SOYEZ PRET A FOURNIR LES INFORMATIONS SUIVANTES
VOTRE NOM

TYPE D'URGENCE

Nombre de victimes _____

LIEU DE L'URGENCE

Adresse Rue/numéro d'appartement

Croisement de rues/Repères remarquables

Grandes intersections

Numéro de téléphone d'où vous appelez

4. DECRIVEZ CE QUI S'EST PASSÉ
Des instructions pourront vous être données sur la façon de prendre en charge la victime en attendant l'arrivée du SAMU/SMUR. Quelqu'un devra être disponible pour transmettre les instructions si l'urgence n'est pas à proximité du téléphone.

5. RESTEZ AU TÉLÉPHONE JUSQU'A CE QU'ON VOUS DISE DE RACCROCHER

7. TROUSSE DE PREMIERS SECOURS

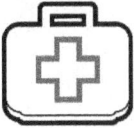

- Gardez une trousse de premiers secours à la maison, au travail et en voiture
- Que tous les intéressés sachent où se trouve la trousse de premiers secours
- Emmenez avec vous la trousse de premiers secours quand vous allez au secours d'une personne
- Reconstituez le stock après utilisation.

CHECK LIST
- *Doc's Guide des Premiers Secours* avec la *Fiche d'Information d'Urgence* remplie

Equipment
- Masque de protection en cas de RCP
- Coton tiges
- Pack à réfrigération instantanée
- Tasses en papier
- Couverture isotherme (dite de survie)
- Thermomètre
- Sacs en plastique pouvant être scellés

Médicaments
- Lingettes/serviettes antiseptiques
- Système de lavage oculaire avec le récipient adapté
- Spray antiseptique/anesthésique
- Crème antibiotique
- Crème antihistaminique
- Tablettes/poudre de charbon active

Instruments
- Pince à épiler
- Ciseaux à bouts ronds
- Injecteur à poire

Divers
- Gants jetables
- Monnaie pour téléphoner
- Bougies, allumettes résistantes à l'eau
- Lampe de poche
- Papier/crayon
- Boite de tissues/ mouchoirs en papier
- Savon
- Epingles à nourrice

Pansements
- Boules de coton stériles
- Pansements oculaires stériles
- Packs de compresses stériles
- Sparadrap hypoallergénique
- "Elastoplast" de 7-8 cm
- Bandage en rouleau
- Pansements stériles non adhésifs
- Compresses absorbantes
- Pansements adhésifs
- Echarpe triangulaire
- Pansement adhésif en aile de papillon ou «Stéri-Strip»